EN VENTE chez les principaux Libraires de Paris, et chez l'Auteur, rue Saint-Martin, 90.

Découverte Médicale

ET PHYSIOLOGIQUE

SUR LES FACULTÉS DES SENS QUI, PAR SYMPATHIE, FORMENT ENSEMBLE CE QU'ON APPELLE COMMUNÉMENT LES FACULTÉS INTELLECTUELLES,

Où il sera démontré jusqu'à l'évidence, que le parenchyme du cerveau n'est pas le point de départ des nerfs, et par cela l'exercice des sens que réalisent les facultés intellectuelles.

Contre toute opinion reçue jusqu'à nous, telle est notre conviction, le cerveau n'est pas l'appareil sécréteur du fluide nerveux, de la vie de relation (*système locomoteur*). Le cervelet n'est pas l'organe coordonnateur des facultés intellectuelles, encore moins le siège de la progéniture, comme le prétendait Gall, mais l'appareil sécréteur du fluide nerveux de la vie organique (*grand sympathique*). Les *ventricules* du cerveau et du cervelet sont les réservoirs du fluide nerveux; la *moelle épinière* et les *nerfs*, des organes conducteurs du fluide nerveux propres aux fonctions générales de l'économie.

Par M. P. BASSAGET, ET PLUSIEURS DE SES CONFRÈRES DOCTEURS EN MÉDECINE,

Élèves des Hôpitaux et Hospices civils et militaires, et de la Faculté de Médecine de Paris.

CONSULTATIONS TOUS LES JOURS, RUE SAINT-MARTIN, 90, A PARIS. (Affranchir.)

RÉFORME MÉDICALE,

Ou moyen de perfectionner la Médecine par des procédés simples, naturels, tirés de la pratique des plus célèbres Médecins de tous les temps, et le plus souvent des Malades eux-mêmes, par BASSAGET, et plusieurs de ses confrères, Docteurs en Médecine.

TRAITÉ MÉDICAL ET PHYSIOLOGIQUE

Des maladies des organes de la digestion, où il sera démontré : 1° que l'estomac gouverne le corps en entier, puisqu'il le nourrit en réparant la vie; 3° que l'inflammation du tube intestinal surtout du tube intestinal (gastrite, gastro-entérite), occasionne les trois quarts des maladies (*les internes*), et complique celles de l'autre quart (*les externes et maladies chroniques*); 5° que du perfectionnement de la médecine, la chirurgie perdra tous ses cas de gloire, et qu'elle se bornera seulement à remédier aux fractures, aux luxations, et à quelques opérations qui ne sont que du domaine de la petite chirurgie; 4° enfin, un appareil les plus de la saignée, où il sera prouvé mathématiquement, avec la plus grande évidence, qu'elle est funeste, inutile, pernicieuse.

SUIVI DE

L'ÉDUCATION DE L'HOMM

Dans laquelle sont exposées, avec clarté et précision les procédés physiologiques d'éducation puisés dans l'organisation de l'homme vivant à l'état social, procédés aussi nouveaux que simples, appartenant aux yeux de tous, comme les seuls à maintenir l'*enfant*, l'*adolescent*, le *jeune homme* et l'*adulte* en parfaite condition de vivre, à leur fournir jouissance de la santé et du bien-être, et l'acquisition progressive du savoir pour l'obtention de la plus grande félicité.

Traité de la médecine en la même.

CONSULTATIONS TOUS LES JOURS, RUE SAINT-MARTIN, 90, A PARIS. (*Affranchir.*)

Quand on consulte par écrit, il est important de bien indiquer l'âge, le tempérament, les symptômes qu'on éprouve de la digestion, de la nature où l'on est, à ne ou non de l'un vice héréditaire, et quels sont les remèdes dont fait usage habituel.

CONSEILS précis sur l'état chronique morbide, ou recherches entièrement neuves sur les maux invétérés appelés : 1° Gastro-Entérite; 2° Inflammation chronique, Squirrhe du cardia, du Pylore, des Intestins; 3° Hémorrhoïdes; 4° Larynx (Phthisie du Larynx), Maladie du Larynx et du cancer des voies aériennes; 5° Phthisie Pulmonaire, Bronchites; 7° Chlorose, dite aussi Pâles Couleurs; 8° Scrofules, dites aussi Écrouelles; 9° Dartres, Erythèmes; 10° Gravelle, etc.; 7° Chlorose, dite aussi Pâles Couleurs; 8° Scrofules, dites aussi Écrouelles; 9° Dartres, Erythèmes; 10° Gravelle, etc.; Éruptions essentiellement contagieuses; 11° Syphilis, Maladies Vénériennes; 12° Rhumatismes, Goutte, etc., etc.

Paris. — Imprimerie H. Simon Dautreville, et Cⁱᵉ, rue Neuve des-Bons-Enfan

---

AVIS IMPORTANT

SUR LA DÉCOUVERTE DES FACULTÉS INTELLECTUELLES RÉSIDANT DANS LES NERFS DES SENS.

Nous croyons indispensable de donner au lecteur les circonstances qui ont amené l'idée de cette découverte. Notre attention fut éveillée bien des fois sur les fonctions du cerveau.

Nous avons consulté beaucoup d'ouvrages qui traitent sérieusement de l'encéphale et du système nerveux, aucun ne put nous renseigner, nous éclairer sur ce qu'on appelle facultés intellectuelles.

Nous avions beaucoup lu d'ouvrages de physiologie d'après le système de Gall, et entre autres ses disciples Spurzheim, George Combe, Broussais, Fossati, etc., etc. l'ouvrage de Lavater et autres sur la physionomie; aucune de ces doctrines n'avait pu nous satisfaire, nous motiver par quel ordre s'exécutaient ces facultés.

Nous avions plusieurs fois assisté à des démonstrations anatomiques du cerveau, où l'on y expliquait, d'une manière assez claire, sa structure, sa forme, son volume, son développement, et rien, dans tout cet organisme, ne nous donnait la conviction que les facultés intellectuelles avaient leur siège dans ce viscère, pas le moindre indice ne pourrait même nous le faire soupçonner.

Ébranlés dans l'opinion que nous nous étions trop promptement faite sur la phrénologie, après avoir ainsi suivi les leçons, les cours des savants de cette doctrine, nous reconnûmes bientôt que ce système était entièrement faux, que les facultés n'avaient nullement leur siège dans le cerveau ni dans aucune partie du corps, qu'elles n'étaient que le résultat des sens, et après une observation consciencieuse de la nature elle-même, nous restâmes intimement convaincus qu'il n'existait, dans le cerveau et dans les circonvolutions, aucune trace de facultés intellectuelles.

Cependant, nous disions-nous, il y a des organes de sens, ils sont patents, nul ne peut les nier, et jetant alors un regard sur le visage humain, cette forme élégante considérée comme un des principaux caractères de l'homme, nous nous écriions merveilles et nous demandant toujours les fonctions du cerveau comme nous l'avions fait en consultant tous les livres ainsi que tous nous confrères, nous finîmes par être un jour bien convaincus que le parenchyme du cerveau n'étant pas sensible, ne pouvait, par conséquent, être le siège d'aucune pensée, mais seulement l'appareil sécréteur du fluide nerveux; que les nerfs seuls sensitifs étaient le siège de toutes les fonctions en général, et, par conséquent, des sensations, conformément multipliées chez l'homme; et, passant en revue le siège du fédéral, de la vue, de l'ouïe, du goût, du toucher, du tact, etc., et en un mot, tout l'appareil nerveux tant sensitif que celui de la vie organique, il n'y est plus de doute pour nous alors, que des jens innombrables que les sens peuvent exécuter dans la vie de l'homme, résultait ce type prodigieux, caractéristique des facultés intellectuelles. Parbleu! disions-nous, encore une fois, les lettres forment des mots, les mots des ouvrages pour toutes les industries, pour toutes les sciences, il ne s'agit que de savoir les assembler, les exprimer. En savoir de l'homme, sa physionomie parlante, ressemblait à ces caractères, et, par leur combinaison intime, formant cette perfectibilité d'intelligence; et si la nature eût voulu placer d'autres facultés ailleurs ou dans le cerveau, elle aurait au moins laissé une ouverture comme elle l'a fait pour les yeux, le nez, les oreilles, la bouche, etc.; mais non, l'homme a une figure et des mains, son intelligence n'est pas cachée; il ne s'agit que d'avoir des yeux pour la percevoir.

DÉCOUVERTE MÉDICALE

ET PHYSIOLOGIQUE

SUR LES FACULTÉS DES SENS QUI, PAR SYMPATHIE, FORMENT ENSEMBLE CE
QU'ON APPELLE COMMUNÉMENT LES FACULTÉS INTELLECTUELLES ;

Où il sera démontré jusqu'à l'évidence que le parenchyme du cerveau n'est
pas le siége de l'intelligence, mais le point de départ des nerfs, et que
c'est des facultés des sens que résultent les facultés intellectuelles.

Contre toute opinion reçue jusqu'à nous, telle est notre conviction, le
cerveau n'est que l'appareil sécréteur du fluide nerveux, de la vie de relation (*système locomoteur*). Le *cervelet* n'est pas l'organe coordonnateur des facultés intellectuelles, encore moins le siége de la progéniture,
comme le prétendait Gall, mais l'appareil sécréteur du fluide nerveux de
la vie organique (*grand sympathique*). Les *ventricules* du cerveau et du
cervelet sont les réservoirs du fluide nerveux ; la *moelle épinière* et les
nerfs, des organes conducteurs du fluide nerveux propres aux fonctions
générales de l'*économie*.

RÉFORME MÉDICALE

OU

MOYEN DE PERFECTIONNER LA MÉDECINE

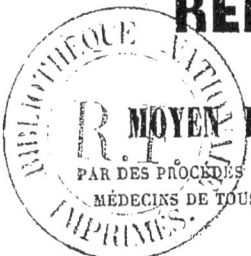

PAR DES PROCÉDÉS SIMPLES, NATURELS, PRIS DE LA PRATIQUE DES PLUS CÉLÈBRES
MÉDECINS DE TOUS LES TEMPS, ET LE PLUS SOUVENT DES MALADES EUX-MÊMES.

Par M. P. BASSAGET

Et plusieurs de ses confrères Docteurs en médecine,

Élèves des hôpitaux et hospices civils et militaires, et de l'Ecole
de médecine de Paris.

> Farouche prévention, frappe,
> Mais écoute ! . . . .
> Galilée expia par des jours de prison
> L'inexcusable tort d'avoir trop tôt raison.....

PARIS

CHEZ L'AUTEUR, RUE SAINT-MARTIN, 90,
ET CHEZ LES PRINCIPAUX LIBRAIRES.

—

1851

TRAITÉ MÉDICAL ET PHYSIOLOGIQUE

Dédié aux généreux philanthropes qui nous aideront à le répandre et à le propager, pour servir d'introduction à un ouvrage de médecine sur les maladies des organes de la digestion, où il sera démontré 1° que l'estomac gouverne le corps en entier, puisqu'il le nourrit en réparant le sang; 2° que l'inflammation du *tube intestinal* et surtout de l'estomac (*gastrite, gastro-entérite*) occasionne les trois quarts des maladies (*les internes*) et complique celles de l'autre quart (*les externes* et *maladies chroniques*); 3° que du perfectionnement de la médecine, la chirurgie perdra tous ses droits d'opérer, et qu'elle se bornera seulement à remédier aux fractures, aux luxations et à quelques opérations qui ne sont que du domaine de la petite chirurgie; 4° enfin un appendice à chaque maladie que nous décrirons, sur les abus de la saignée, où il sera prouvé mathématiquement, avec la plus grande évidence, qu'elle est funeste, inutile, toujours pernicieuse.

L'étude de la médecine est la nature.

SUIVI DE

L'ÉDUCATION DE L'HOMME,

Dans laquelle sont exposés avec clarté et précision les procédés physiologiques d'éducation puisés dans l'organisation intime de l'homme vivant à l'état social; procédés aussi nouveaux que simples, apparaissant aux yeux de tous comme les seuls propres à maintenir l'*enfant*, l'*adolescent*, le *jeune homme* et l'*adulte*, en parfaite condition de vivre, à leur fournir la jouissance incessante de la santé et du bien-être, et l'acquisition progressive du savoir pour l'obtention de la plus grande félicité.

AVIS IMPORTANT

Nous croyons indispensable de donner au lecteur les circonstances qui ont amené l'idée de cette découverte. Notre attention fut éveillée bien des fois sur les fonctions du cerveau.

Nous avons consulté beaucoup d'ouvrages qui traitent sciemment de l'encéphale et du système nerveux, aucun ne put nous renseigner, nous éclairer sur ce qu'on appelle facultés intellectuelles.

Nous avions beaucoup lu d'ouvrages de phrénologie d'après le système de Gall, et entre autres ses disciples Spurzheim, George Combe, Broussais, Faussati, etc., etc., l'ouvrage de Lavater et autres sur la physionomie; aucune de ces doctrines n'avait pu nous satisfaire, nous motiver par quel ordre s'exécutaient ces facultés.

Nous avions plusieurs fois assisté à des démonstrations anatomiques du cerveau, où l'on y expliquait d'une manière assez claire sa structure, sa forme, son volume, son développement, et rien, dans tout cet organisme, ne nous donnait la conviction que les facultés intellectuelles avaient leur siége dans ce viscère, pas le moindre indice ne pouvait même nous le faire soupçonner.

Ébranlés dans l'opinion que nous nous étions trop promptement faite sur la phrénologie, après avoir ainsi suivi les leçons, les cours des savants de cette doctrine, nous reconnûmes bientôt que ce système était entièrement faux, que les facultés n'avaient nullement leur siége dans le cerveau ni dans aucune partie du corps, qu'elles n'étaient que le résultat des sens; et, après une observation consciencieuse de la nature elle-même, nous restâmes intimement convaincus qu'il n'existait dans le cerveau et dans les circonvolutions aucune trace des facultés intellectuelles.

Cependant, nous disions-nous, il y a des organes de sens, ils sont patents, nul ne peut les nier, et jetant alors un regard sur le visage humain, cette forme élégante considérée comme

1

un des principaux caractères de l'homme, nous nous écriion‑
émerveillés et nous demandant toujours les fonctions du cer‑
veau comme nous l'avions fait en consultant tous les livres
ainsi que tous nos confrères, nous finîmes par être un jour
bien convaincus que le parenchyme du cerveau n'étant pas
sensible, ne pouvait par conséquent être le siége d'aucune
pensée, mais seulement l'appareil sécréteur du fluide ner‑
veux ; que les nerfs seuls sensitifs étaient le siége de toutes
les fonctions en général, et, par conséquent, des sensations
étonnamment multipliées chez l'homme ; et, passant en revue
le siége de l'odorat, de la vue, de l'ouïe, du goût, du tou‑
cher, du tact, etc., et, en un mot, tout l'appareil nerveux
tant sensitif que celui de la vie organique, il n'y eut plus
de doute pour nous alors, que des jeux innombrables que
les sens peuvent exécuter dans le visage de l'homme, résul‑
tait ce type prodigieux, caractéristique des facultés intel‑
lectuelles. Parbleu! disions‑nous encore une fois, les lettres
forment des mots, les mots des ouvrages pour toutes les in‑
dustries, pour toutes les sciences, il ne s'agit que de savoir
les assembler, les exprimer. Les sens de l'homme, sa phy‑
sionomie parlante ressemblent à ces caractères et, par leur
combinaison intime, forment cette perfectibilité d'intelli‑
gence ; et si la nature eût voulu placer d'autres facultés
ailleurs, ou dans le cerveau, elle aurait au moins laissé une
ouverture comme elle l'a fait pour les yeux, le nez, les
oreilles, la bouche, etc.; mais non, l'homme a une figure et
des mains, son intelligence n'est pas cachée ; il ne s'agit
que d'avoir des yeux pour la percevoir.

PRÉFACE.

Combattre des préjugés que l'usage, l'intérêt, l'ignorance ont consacrés, c'est être bien hardi ou bien convaincu. Oser attaquer une pratique anciennement établie et encore dans sa plus grande vigueur, c'est sans doute avoir la certitude de ce que l'on avance : pouvoir prouver la vérité, préciser aux yeux de tous, d'une manière irrécusable, que les maladies prennent leur source, le plus ordinairement, dans les suites des mauvaises digestions et dans le dérangement des fonctions digestives, c'est donner un grand essor à la science médicale. Démontrer mathématiquement que la saignée la plus sagement ordonnée est toujours pernicieuse et souvent mortelle, quelque bien qu'elle semble faire ; avoir imaginé une thérapeutique pour conserver le sang, ce *fluide précieux*, c'est, nous le croyons, un immense service rendu à l'humanité. Enfin, exposer de la manière la plus irrécusable que le cerveau n'est que l'appareil sécréteur du fluide nerveux et non le centre commun de l'intelligence, c'est ouvrir une voie lumineuse et positive que nul philosophe dans le monde n'a osé supposer.

Nous prions donc notre lecteur de nous entendre avant de nous condamner, de suivre l'enchaînement qui lie ensemble toutes nos idées ; qu'il sache bien que nous ne cherchons que le vrai, l'utile, que nous exécrons les erreurs ; nous ajouterons même qu'en nous lisant on s'apercevra que nous aimons les hommes, que nous désirons leur bonheur, sans haïr ni mépriser aucun de nos confrères en particulier.

Si quelques médecins supposaient la fréquence de la saignée indispensable dans presque toutes les maladies, qu'ils nous lisent encore une fois attentivement, et ils reconnaîtront bientôt que la seule ignorance de la nature du sang et de la vraie cause des maladies, produisirent le grand abus de la saignée.

Quelques-unes de nos idées paraîtront peut-être hasardées, quelques hommes vils et lâches voudraient les proscrire et donner le nom d'odieux, de licence, à cette véritable et naturelle médication; en vain répéteront-ils que les vérités sont souvent dangereuses à dire, non-seulement pour les détracteurs, mais pour les novateurs; ils démontreront en exemple, ce que le grand Fontenelle répétait souvent, que s'il tenait toutes les vérités dans sa main, il se garderait bien de l'ouvrir, crainte de les montrer aux hommes. Et enfin, disait-il alors, si la découverte d'une seule vérité, dans l'Europe même, a fait traîner Galilée dans les prisons de l'Inquisition, à quel supplice ne condamnerait-on pas celui qui les révélerait toutes.

Nous le savons, encore une fois, que les vérités sont souvent dangereuses à dire; mais à quel plus grand danger ne serait pas exposée la nation qui consentirait à croupir dans l'ignorance? Puissent les raisons que nous présentons dans cet ouvrage, ébranler le reste des grands phlébotomistes! Elles ne doivent pas leur être suspectes : ils les trouveront, presque partout, fondées sur les démarches de la nature et sur la pratique des plus grands médecins, dont ils estiment comme nous les ouvrages.

Si nos expressions paraissent quelquefois un peu vives, nous prions le lecteur de ne les attribuer qu'à notre amour pour l'humanité; nous déclarons ici, avec la dernière sincérité, que nous n'avons voulu offenser personne, et que nous respectons ceux dont nous attaquons les préjugés, persuadés que leurs intentions sont aussi pures que les nôtres.

HISTOIRE.

La médecine était un don avant que d'être un art, et l'art en est devenu inutile à qui n'en a pas le don. Du moment qu'il y a eu des hommes, ils éprouvèrent des maladies; ils firent toutes sortes de tentatives pour les guérir ou pour se soulager.

Dans ces premiers temps, toutes ces connaissances étaient une propriété commune, cet art pouvait être exercé par toutes les personnes douées de quelque intelligence; enfin il y avait une médecine avant qu'il y eût des médecins.

Maintenant qu'il n'y a que des médecins, cherchons à donner à cet art toute la vigueur et la lumière qu'il mérite, traçons une route facile à suivre, qui ébranle les fondements de cette vieille école, cent fois plus barbare que dans les temps les plus reculés. Que de nouveaux efforts allument le flambeau de l'expérience, que l'esprit philosophique la débarrasse de tout ce qui lui est étranger ou inutile, la simplifie, la respecte religieusement; enfin, qu'une entière réforme soit exécutée par nous, comme elle le fut jadis par le divin Hippocrate!

Il n'y a qu'un soleil pour éclairer le monde.
Un jour il n'y aura qu'un seul livre pour éclairer le médecin.
Un seul livre pour la morale de la religion.
Un seul pays pour tous les peuples.

AVERTISSEMENT.

Il n'y a presque plus rien à dire sur les maux qui affligent l'espèce humaine, et presque tout reste encore à faire pour les guérir. Les nombreux auteurs qui ont écrit sur ces matières abondent en excellentes observations ; on serait tenté de croire qu'ils ont pris la nature sur le fait; ils développent les causes de toutes les maladies avec une sagacité merveilleuse, aucune difficulté ne les arrête ; ils ont mis à contribution les trois règnes de la nature pour en tirer des remèdes efficaces, et, malgré les travaux de ces grands hommes, les maladies des organes de la digestion (*gastrite, gastro-entérite*), maladies du *foie*, de la *rate*, du *cœur*, du *poumon*, du *cerveau*, etc., et celles provenant d'un vice dans le sang (*maladies chroniques*), passent pour être incurables, ainsi que bien d'autres, telles que la *goutte*, les *rhumatismes*, les *paralysies*, les *écrouelles*, les *dartres*, la *syphilis*, les *flueurs blanches*, etc. Enfin, toutes ces maladies sont si rebelles, qu'on les regarde avec raison comme la pierre d'achoppement de la médecine.

Suivons, en effet, le médecin le plus instruit jusqu'auprès du lit du malade, il ne marchera qu'à tâtons ; enfin, il ne prescrira qu'avec défiance les secours que les auteurs de matière médicale annoncent comme infaillibles.

Quels sont les obstacles qui s'opposent au progrès de la pratique de l'art de guérir ? Si nous ne nous trompons, c'est que les médecins, éblouis par des théories séduisantes, ne consultent pas assez l'expérience; on jetterait sans doute un plus grand jour sur cette partie, si, au lieu d'attribuer chaque espèce de maladie à une cause particulière, on les regardait toutes, ou presque toutes, comme partant d'une cause commune, et si, au lieu de traiter chacune d'elles d'une manière différente, on s'appliquait à découvrir des moyens propres à combattre la dépravation primitive qui est le plus ordinairement dans l'estomac ou dans les intestins, et qui donne lieu à tous les désordres dans l'économie, comme nous le démontrerons plus loin.

Le flambeau de l'expérience seul a pu nous conduire à la certitude de ces vérités; c'est à la lueur de ce flambeau que nous avons acquis la connaissance de ces matières. Frappés de l'opiniâtreté de certaines maladies et de l'inutilité des secours que l'art emploie contre elles, nous nous sommes appliqués pendant long-temps à en connaître la raison.

Des observations multipliées nous ont enfin convaincus que le défaut de succès ne vient que de ce que les gens de l'art, entièrement pénétrés des effets prochains, négligent absolument la cause primitive du mal, c'est-à-dire le mauvais état des organes des digestions, qui sont toujours les premiers affectés ou ne tardent pas à l'être dans presque toutes les maladies.

Nous avons fait à ce dessein des études minutieuses et sans relâche, qui ont été couronnées d'un grand succès. Enfin, nous pouvons maintenant avancer que nous avons une médication rationnelle, prompte, naturelle, qui facilite non-seulement les fonctions de l'appareil digestif, mais guérit les maladies de ces organes et toutes celles qui en dépendent.

Comme une santé normale et régulière dépend de la bonne digestion, nous commençons par la description des organes qui président à cette importante fonction.

CONSIDÉRATIONS GÉNÉRALES

SUR LES FONCTIONS DIGESTIVES DANS L'ÉTAT NORMAL.

Nous n'avons nullement l'intention de parler un langage trop scientifique; nous écrivons pour tous en général, principalement pour ceux qui n'ont aucune notion d'anatomie.

Nous aurions voulu, pour mieux atteindre notre but, parler aux yeux au moyen de quelques planches composées de plusieurs figures; mais le temps et la place, pour mieux dire, nous manquent. Au surplus, l'ouvrage qui est sous presse, renfermera tout ce que nous avons été obligés d'omettre dans ce traité, quoique cependant bien utile, même indispensable, car les dix-neuf vingtièmes des hommes n'ont pas la moindre idée de leur intérieur. (Ce qui fait qu'on peut dire avec raison, qu'on initie le public à tout excepté à la connaissance de lui-même.)

APPAREIL DE LA VIE DE NUTRITION.

APPAREIL DIGESTIF.

Cet appareil se compose : 1° de la *bouche*, du *pharynx* et de l'*œsophage*, qui sont les organes de la mastication et de la déglutition;

2° De l'*estomac* ou organe de la chymification;

3° De l'*intestin grêle* ou organe de la chylification;

4° Du *gros intestin* ou organe de l'excrétion des matières fécales.

Ces organes essentiels forment un appareil continu de six à huit fois aussi long que le corps. Qu'on juge d'après ce trajet que les aliments ont à parcourir, des diverses maladies ou malaises qui peuvent survenir dans le plus petit dérangement de cette importante fonction , puisqu'il faut au moins cinq heures pour qu'ils le parcourent en entier dans l'état normal. (Voir page 15.)

Les glandes *salivaires*, le *foie*, le *pancréas* et la *rate* sont les organes auxiliaires de l'appareil digestif ; nous les décrirons dans le cours de ce traité.

De la bouche.

La bouche est une cavité située à la partie inférieure de la face, circonscrite en haut par la voûte palatine, en bas par la langue, en avant par les dents et les lèvres, en arrière par le voile du palais et le pharynx, et sur les côtés par les joues.

On lui attribue souvent les dépravations qu'éprouve le goût dans les maladies ; de là les mots bouche amère, bouche pâteuse, bouche mauvaise ; mais qu'on nous permette cette comparaison , souvent la cause en est aussi loin que la fumée qui sort d'une cheminée l'est de son foyer.

Du pharynx.

Le pharynx est ce qu'on appelle vulgairement arrière-bouche. Etendu de haut en bas, depuis le derrière des fosses nasales jusqu'à l'œsophage, avec lequel il se continue, il a des usages très importants, surtout ceux de la déglutition, et il est le siége de la soif.

De l'œsophage.

Ce conduit est étendu depuis le pharynx jusqu'à l'estomac;

appliqué dans toute sa longueur contre la colonne vertébrale, il descend jusqu'au diaphragme qu'il traverse, et pénètre dans l'abdomen où il se continue à l'ouverture supérieure
de l'estomac appelée *cardia.*

Il est, comme le pharynx, l'organe de la déglutition, qui
est l'acte au moyen duquel les aliments parcourent tout le
canal compris entre l'ouverture antérieure de la bouche et
celle de l'estomac.

Dans le vomissement, il y a inversion de l'ordre selon lequel ont lieu la plupart de ces actes.

De l'estomac.

L'*estomac* est l'organe principal de la digestion, réservoir
musculo-membraneux, continu d'un côté à l'*œsophage*, de
l'autre au *duodenum*, situé au-dessous du *diaphragme* et du
foie.

On distingue donc à cet organe deux orifices : l'un supérieur, appelé *cardia*, l'autre inférieur, nommé *valvule pylorique*, à laquelle fait suite le *duodenum.*

Maintenant que nous avons fait la description de la *bouche,*
du *pharynx*, de l'*œsophage* et de l'*estomac*, nous allons d'a-
bord parler des temps de la digestion, ensuite nous démontrerons catégoriquement : 1° que l'estomac gouverne le
corps en entier, puisqu'il le nourrit en réparant le sang ;
2° que l'inflammation du tube intestinal et surtout de l'estomac (*gastrite, gastro-entérite*), occasionne les trois quarts
des maladies (les *internes*) et complique celles de l'autre
quart (les *externes* et les *maladies chroniques*); enfin, que
la cause de presque toutes les maladies prend sa source dans
le vice des mauvaises digestions.

Premier temps de la digestion.

Le mécanisme de la digestion a lieu de la manière suivante :

Les aliments, introduits dans la bouche, y sont soumis à l'*insalivation* par les sécrétions des glandes salivaires, et à la *mastication*; portés ensuite dans le *pharynx* par les mouvements combinés de la langue et des parois de la bouche, ils sont transmis par la déglutition à l'*œsophage* qui les conduit dans l'*estomac*. Une heure et demie environ après l'ingestion des aliments dans cet organe, ils commencent à se convertir en chyme, et l'on croit avoir observé qu'il faut communément quatre à cinq heures pour que cette conversion soit terminée.

A mesure qu'elle s'opère, le *chyme* est poussé par les contractions des parois musculaires de l'estomac vers le *pylore* qu'il franchit pour parvenir dans le *duodenum*.

L'intestin duodenum, ainsi appelé par les Anciens parce qu'il n'a que 12 pouces.

La valvule pylorique ou pylore, ou ouverture inférieure de l'estomac, a été considérée comme une sorte de sentinelle, ou pour mieux dire une bouche gourmande qui ne prend le chyme, qui est son aliment, qu'en parfaite élaboration; mais si tel est son usage, il est certain qu'elle est loin de le remplir toujours exactement : et, dans ce cas, elle devient le siége de beaucoup de maladies.

Deuxième temps de la digestion.

Le duodenum est l'intestin qui fait suite à l'ouverture inférieure de l'estomac, valvule pylorique, et est un second estomac ou réservoir dans lequel le chyme est soumis à l'action de la bile et du suc pancréatique.

Le chyme, par sa présence dans le *duodenum*, produit

une excitation qui détermine l'abord d'une grande quantité de *bile* et de fluide *pancréatique*.

Ainsi élaborée par ces fluides, par ceux qui s'exhalent à la surface du *duodenum* et par l'action même de cet intestin, la masse chymeuse, devenue apte à fournir le chyle, est poussée dans l'intestin *grêle*, suite de l'intestin *duodenum*.

L'intestin *grêle* s'étend du *duodenum* jusqu'au *cœcum* qui est le commencement du gros intestin. L'intestin *grêle*, contourné un grand nombre de fois sur lui-même, offre ainsi des courbures qu'on nomme circonvolutions, constitue la partie la plus longue et la plus mobile du tube intestinal, et en a, à lui seul, les 4/5es, c'est-à-dire quatre à cinq fois la longueur du corps, afin que les vaisseaux chylifères qui viennent s'ouvrir à la surface des intestins, aient pour ainsi dire le temps d'absorber le chyle pour le porter dans le cœur, ensuite dans le torrent de la circulation. La matière chymeuse s'en dépouille donc de plus en plus et arrive enfin au gros intestin.

Troisième temps de la digestion.

Le bol alimentaire ou *chyme*, arrivé dans l'intestin *grêle*, est dépouillé par les vaisseaux chylifères, qui viennent s'ouvrir à la surface des intestins, de ce principe éminemment nutritif appelé *chyle*, et qui, comme nous venons de le dire, est porté dans le torrent de la *circulation*. A mesure qu'elle s'éloigne de l'ouverture inférieure de l'estomac, la matière chymeuse s'en dépouille donc de plus en plus; dès qu'elle est parvenue au gros intestin, elle est presque réduite au résidu qui doit être expulsé; ne renfermant plus qu'une partie des liquides dont elle était pénétrée, elle se durcit, se moule dans les renflements que présente le gros intestin, acquiert des qualités plus ou moins irritantes, et enfin, au bout d'un certain temps, en vertu de ces qualités, de son poids et de son volume, elle fait naître le besoin de la repousser au dehors.

Le *gros intestin* se divise en cœcum, colon ascendant transverse, descendant et rectum. Il s'étend de la fin de l'intestin grêle (valvule iléo-cœcale) à l'anus. La valvule iléo-cœcale est une soupape qui empêche le chyme qui a pénétré dans le gros intestin de revenir dans l'intestin grêle. Ce qui fait que les lavements ne peuvent pas aller au-delà de cette valvule, et qui lui a fait donner par les Anciens le nom de barrière des apothicaires.

CONSIDÉRATIONS GÉNÉRALES

SUR LA CAUSE DE TOUTES LES MALADIES.

Il ne sera question ici, pour les maladies de l'appareil digestif, que de quelques affections et de l'inflammation de cet appareil, maladies de l'*estomac* et des *intestins* (*gastrite*, *gastro-entérite*), de la *dysenterie*, — des *hémorrhoïdes*, — des *vers intestinaux*, etc., et non de tant d'autres maladies qui exigeraient des volumes pour les décrire toutes. Il ne serait pas, du reste, plus difficile pour nous de démontrer qu'elles proviennent toutes de la faiblesse du tube intestinal et de la mauvaise élaboration d'un mauvais chyle ; ainsi, les maladies de la bouche (*stomatite*), de la langue (*glossite*), les diverses angines, maladies des amygdales (*amygdalite*), les maladies de l'œsophage (*œsophagite*), l'hémorrhagie de l'estomac (*gastrorrhagie*), etc., presque toutes, comme on peut le comprendre, n'ont-elles pas leur source dans l'appareil digestif, appareil réparateur que la nature a spécialement disposé pour préparer les matériaux propres à fournir au sang les substances nutritives que tous les organes en général réclament de lui, au sang (*fluide consolateur et réparateur qualifié de chair coulante*) qui nourrit les os, les ligaments,

les muscles, les viscères, etc., etc., et enfin le fluide nerveux lui-même qui exige dans la qualité du sang tout ce qu'il
peut y exister de plus pur, qui maintient les belles et
bonnes impressions de sentiment et de santé, qui est, en
un mot, la source d'un bon jugement, pour constituer
l'homme d'un bon naturel.

Tandis que de l'appauvrissement du sang (*qui ne vient,
nous ne saurions le répéter, que d'un mauvais chyle mal
élaboré*) découlent non-seulement toutes les maladies, mais
encore tous les vices.

Voir les maladies de l'appauvrissement du sang (*Anémie*),
page 55.

Voir les maladies des pâles couleurs (*Chlorose*) page 57.

Oui, nous soutenons, et avec raison, que de l'appauvrissement du sang viennent tous les désordres dans l'économie, et il n'y pas un homme capable de nous prouver le
contraire de ce que nous avançons, et nous nous proposons
de parler longuement contre les saignées dans le courant
de ce traité et surtout dans l'ouvrage que nous nous félicite-
rons de mettre au jour sous peu de temps.

De la gastrite (Gastro-entérite).

C'est l'inflammation de l'estomac et des intestins.

Galien est le premier qui se soit servi de cette expression,
adoptée depuis par tous les auteurs. Il faut bien distinguer
la gastrite aiguë de celle dite chronique.

Cette maladie peut se développer sous l'influence de certaines causes prédisposantes individuelles; par exemple,
aliments de mauvaise qualité, abus de boissons spiritueuses, les indigestions réitérées, la répulsion de la goutte,
de divers exanthèmes, etc. A ces causes viennent se joindre
une foule de phénomènes symptomatiques ou secondaires

qui se manifestent par le trouble, 1° de la respiration (*maladies du poumon et de l'arbre aérien*), 2° de la circulation (*maladies du cœur, des artères, des veines, des vaisseaux et des glandes lymphatiques*), 3° de l'innervation (*maladies du cerveau, des nerfs et toutes celles qui en dépendent*).

Ces trois systèmes, comme nous venons de le dire, de *respiration*, de la *circulation*, de l'*innervation*, étant susceptibles par leurs désordres de donner lieu, sans contredit, à toutes les maladies (qui sont en si grand nombre que la mémoire du plus habile médecin ne saurait se les rappeler toutes), à quel nombre de noms, de formules et de médicaments s'arrêter !

Nous avouons que c'en est trop pour notre siècle, moins avancé que les temps les plus reculés ; et il faut convenir que ce ne peut être que par ignorance ou par vanité qu'on varie si bien les ordonnances. Du reste, les malades l'exigent quelquefois, et messieurs les pharmaciens ne s'en plaignent *jamais*.

Ah ! très chers confrères, prenons garde, nous touchons au moment où nous serons obligés de convenir que monsieur Maître Adam connaissait mieux la médecine que nous. Mais abandonnons ce chapitre, et parlons sérieusement sur les symptômes des maladies de l'estomac et des intestins.

« L'hypocondrie, dit un auteur, peut être confondue avec la gastro-entérite.» Ce n'est pas étonnant, puisqu'elle en est la conséquence ; aussi découvre-t-on dans sa marche les mêmes *symptômes*.

Les principaux effets de l'hypocondrie se rapportent donc aux désordres des digestions, de l'intelligence et aux fonctions du foie, etc. On remarque chez ces sujets la tristesse, l'irascibilité, la terreur, la méfiance dans leurs meilleurs amis, les inquiétudes continuelles, et particulièrement la crainte de la mort. Le sommeil est court et agité ; souvent il existe de la céphalalgie et même des vertiges ; les digestions sont lentes et pénibles, s'accompagnant de gonflement et de tension de l'estomac et des intestins, de borborygmes, de coliques, de rapports, flatuosités et constipation, dans l'immense majorité des cas, si opiniâtre, que plusieurs lavements sont gardés sans produire aucun effet.

La constipation alors étant des plus invétérées, par suite de la paresse des gros intestins, surtout du rectum, peut donner lieu à de très grands désordres dans l'économie, outre ceux qui peuvent être survenus le plus souvent avant la constipation. Tous ces symptômes de l'hypocondrie simulent si bien ceux de la gastrite chronique, qu'il n'est pas étonnant que ces maladies soient si souvent confondues.

Enfin, la gastro-entérite chronique, qui n'a pas l'apparence d'une maladie grave, n'en est pas moins longue et opiniâtre par le traitement de la vieille école. Disparition de tous ces symptômes en peu de temps, ainsi que du malaise, de la soif, de l'enduit blanc ou jaunâtre de la langue, du dégoût des aliments et de la bizarrerie de caractère décrite ci-dessus, par notre mode de traitement.

Dans tous les cas, cette maladie demande tous les soins assidus d'un habile médecin, sinon pas de guérison possible ; attendu que les points malades, souvent ulcérés et même squirrheux, se trouvant chaque jour excités par le contact des aliments, peuvent s'aggraver et donner lieu aux plus affreux désordres.

Notre médication, aussi simple à suivre que naturelle, et presque sans médicaments, offre aux malades l'immense avantage de la continuer, d'autant mieux qu'ils s'aperçoivent de jour en jour du bien-être et du changement qui s'opèrent. (Voir *Sympathies du tube intestinal,* page 131.)

De la dysenterie (Colite intense).

C'est l'inflammation spéciale du dernier intestin , appelé colon.

Cette maladie offre des circonstances , des causes et des symptômes particuliers.

La dysenterie n'étant qu'une colite intense , on ne la sépare plus aujourd'hui de cette dernière phlegmasie. Elle règne surtout pendant les saisons humides et dans les lieux bas et marécageux, souvent aussi dans les prisons et dans les camps, par suite de l'usage de mauvais aliments ; souvent elle y prend un caractère épidémique , et quelques auteurs l'ont même regardée comme contagieuse. Coliques plus ou moins vives, besoin fréquent d'aller à la garde-robe, s'accompagnant d'efforts considérables et souvent impuissants , suivis de déjection de quelques mucosités filantes , mêlées de stries sanguinolentes , qui ne soulagent que momentanément; épreintes douloureuses dans l'intervalle des tranchées , chaleur vive et brûlante à l'anus, faiblesse en général très grande, et en rapport avec la violence des coliques et la fréquence des évacuations.

Cette maladie réclame un traitement très actif, qui expulse les causes de l'inflammation.

Les moyens connus, ou du moins employés généralement, sont inefficaces , tels que sangsues , bains , plantes narcotiques, et particulièrement l'opium, qui n'agit pas mieux que les antiphlogistiques.

HÉMORRHOIDES.

Ecoulement de sang hémorrhoïdal.

Elles commencent par une dilatation variqueuse des veines;

2

ensuite les hémorrhoïdes sont constituées par une sorte de tissu érectile qui fournit l'hémorrhagie; plus tard elles sont formées par un épaississement du tissu cellulaire environnant, et par l'oblitération des veines dilatées.

Cette maladie s'observe le plus souvent chez des personnes qui sont assises une grande partie de la journée, qui font un fréquent usage du cheval et de la voiture, de grands efforts pour aller à la selle, qui abusent de purgatifs aloétiques, chez les femmes enceintes, etc.

On les a observées aussi quelquefois périodiquement chaque mois, ou tous les quinze jours.

Il n'y a pas de symptômes généraux; mais lorsque l'affection est intense, il y a assez généralement de l'engourdissement des membres inférieurs, pâleur du visage, sécheresse de la bouche, urines rares, épreintes, flatuosités intestinales, sentiment de pression exercée entre l'anus et le périnée, tuméfaction, écoulement de mucosités ou de sang, ou simple gonflement hémorrhoïdal.

Certaines excroissances vénériennes pourraient être confondues avec les hémorrhoïdes, telles sont certains polypes ou tumeurs fongueuses du rectum, ou bien avec la dysenterie.

Quoi qu'il en soit, le traitement de la médication ordinaire est palliatif, par conséquent inefficace, et beaucoup trop long pour obtenir un résultat.

D'ailleurs, l'abstinence d'aliments que prescrit la médecine est nuisible et, loin de là, il faut, au contraire, s'appliquer à faciliter de bonnes digestions pour l'élaboration d'un bon chyle; c'est ce qu'il ne faudrait jamais perdre de vue, puisque c'est là la seule cause première de ce genre d'affection, et encore d'une infinité d'autres, comme nous l'avons démontré dans l'Avertissement, page 6.

VERS INTESTINAUX.

Les vers intestinaux se divisent : 1° en *ascarides lombri-coïdes* (vers lombrics); 2° *ascarides vermiculaires* (oxyures); 3° *tricocéphales* (trichiures); 4° *tœnia* (ver solitaire).

Ce sont des êtres parasites vivants qui se développent de toute pièce dans le canal intestinal.

Le jeune âge, l'assimilation incomplète des aliments sura-bondants et peu nutritifs, la faiblesse de l'estomac et des intestins surtout, en sont les seules vraies causes.

Les véritables symptômes n'en sont pas moins importants à connaître : souvent, dégoût des aliments ; d'autres fois, augmentation de l'appétit, nausées, vomissements, coliques, hoquets et ténesme, prurit des ailes du nez et au pourtour de l'anus, agitation pendant le sommeil, sueurs aigres, ha-leine acide; quoi qu'il en soit, c'est toujours par la faiblesse de l'estomac et des intestins que ces vers, que nous allons décrire, peuvent siéger dans ces organes, et il est trop facile de comprendre qu'une bonne élaboration des fonctions diges-tives ne peut laisser séjourner long-temps des vers dans les tuniques des intestins, pour que nous fassions le moindre effort pour le prouver ici. Voir l'ouvrage qui est sous presse pour de plus longs détails.

Vers ascarides lombricoïdes (Vers lombrics).

Ils habitent l'intestin grêle ; mais ils se rencontrent quel-quefois dans l'estomac, peuvent remonter dans l'œsophage, et être expulsés par la bouche ou par les fosses nasales ; on en a vu s'introduire dans les voies aériennes et dans les con-duits biliaires, et déterminer la mort.

Aux phénomènes connus déjà indiqués, ajoutons un sentiment de prurit avec douleur pongitive dans un ou plusieurs points du canal digestif, et particulièrement vers l'ombilic.

Ascarides vermiculaires (Oxyures).

- Ces vers sont très petits. Ils habitent les gros intestins et sont plus communs dans l'enfance qu'à tout autre âge ; causent des affections vives de l'âme, le cauchemar, des rêves affreux, des démangeaisons vives au rectum, et quelquefois des douleurs aiguës.

D'autres fois enfin, s'introduisant dans le vagin, ils déterminent un prurit intolérable et des accidents nymphomaniques, désir érotique, ardent et irrésistible de la femme, comme il l'est chez l'homme dans le satyriasis. (Voir *Sympathies des organes génitaux*, page 150.)

La nymphomanie est une manie érotique dont le siége n'est pas, comme l'avaient pensé divers auteurs, dans le cerveau, mais bien dans les parties génitales de l'homme et de la femme. Certains vices comme la nymphomanie ne sont, il est avéré, que la conséquence toujours des mauvaises digestions.

Tricocéphales (Trichiures).

Ces vers résident au fond de la valvule iléo-cœcale, ne fournissent aucun phénomène sérieux, seulement on les observe assez souvent dans le cours des fièvres typhoïdes; ils ne se révèlent par aucun symptôme bien évident.

Tœnia (Ver solitaire).

Remarquable par sa longueur de vingt à trente pieds, il est aplati, offrant trois à quatre lignes de largeur et une très petite tête : rarement on le rencontre en entier.

Il n'existe pas toujours seul, comme on le croyait ; ce ver

produit une faim insatiable, de l'amaigrissement, un sentiment de tournoiement et de pesanteur dans l'abdomen, de piqûre ou de morsure dans le voisinage de l'estomac ; ces symptômes se calment par la présence des aliments.

Selon quelques auteurs, le ver solitaire serait épidémique dans certaines parties de l'Europe, comme en Suisse, où presque un quart de la population en est atteinte ; on le rencontre de préférence chez les individus lymphatiques, scrofuleux, rachitiques, habitant les lieux sombres et humides, mal nourris ou faisant exclusivement usage de fromage et de lait.

Dans tous les cas, nous ne pouvons pas supposer qu'un estomac et des intestins qui fonctionnent bien, puissent jamais être affectés du *tœnia*, et encore moins des autres vers décrits ci-dessus.

ORGANES AUXILIAIRES DE LA DIGESTION.

DE LEURS FONCTIONS, DE LEURS SÉCRÉTIONS ET DE LEURS MALADIES.

Ces organes sont 1° le foie ;
        2° le pancréas ;
        3° la rate.

Nous avons dit plus haut, p. 8, que nous écrivions pour tous en général, surtout pour le vulgaire, qui n'a pas toujours des notions bien précises sur les organes internes ; nous avons cru indispensable d'en faire la description avant que de parler des maladies susceptibles de les affecter ; c'est ce que nous avons fait d'abord pour l'appareil digestif, et c'est ce que nous allons faire pour le *foie*, la *rate*, les *reins* : nous parlerons ensuite des fonctions de chacun d'eux, des

désordres qui peuvent survenir dans l'économie par l'altération de la bile secrétée par le *foie*, du suc pancréatique se-
crété par le *pancréas*, de l'urine secrétée par les *reins* ; maladies et désordres toujours causés par l'impuissance des
fonctions digestives.

Du foie, de ses fonctions et de ses sécrétions ; de la bile indispensable aux bonnes diges-tions.

Le foie est la plus grosse des glandes et un des viscères
les plus considérables du corps chez l'homme ; du poids de
deux à quatre livres, de forme irrégulière, allongé transversalement, très dense , d'une couleur d'un brun rougeâtre ,
aplati, convexe par sa face supérieure , en rapport avec le
diaphragme (V. p. 33.), concave par sa face inférieure cou-
chée sur l'estomac ; il reçoit plusieurs vaisseaux sanguins,
artériels, veineux et lymphatiques, et des nerfs.

Il est l'appareil excrétoire de la bile ; appareil qui se compose du conduit hépatique , de la vésicule biliaire, du conduit cystique et du canal cholédoque ; ce dernier est formé
par la réunion des conduits cystique et hépatique. et s'ouvre
dans l'intestin (*duodenum*) auquel il porte la bile. Celle-ci,
par son contact et celui du suc pancréatique , transforme le
chyme en chyle , qui est porté ensuite par les vaisseaux absorbants qui tapissent l'intestin grêle , dans le torrent de la
circulation.

Du pancréas et de ses fonctions.

Le pancréas, que l'on a comparé aux glandes salivaires ,
à cause de sa structure et du fluide qu'il sécrète, est couché
transversalement sur la colonne vertébrale, derrière l'estomac ; il sécrète , comme nous venons de le dire, le fluide

pancréatique, qui arrive au duodenum au moyen d'un canal qui s'ouvre tout près de l'orifice du canal cholédoque.

OBSERVATIONS

SUR LES DÉSORDRES DES FONCTIONS DU FOIE ET DU PANCRÉAS
QUI PEUVENT SURVENIR PAR LES MAUVAISES DIGESTIONS.

Nous laissons maintenant réfléchir notre lecteur aux désordres qui doivent survenir par une seule indigestion, ou par la suite des mauvaises digestions, qui empêchent évidemment les fonctions des sécrétions biliaires et pancréatiques de se faire naturellement comme dans l'état normal; qui troublent non-seulement les fonctions du *foie* et de la *rate*, mais celles de la *circulation*, de la *respiration* et de l'*innervation*; qui peuvent, en un mot, donner lieu aux accidents les plus graves et à la mort.

D'ailleurs, la nature du parenchyme du *foie*, le volume de sa masse, sa pesanteur considérable, la manière dont il est assujetti ou plutôt suspendu dans l'intérieur de la cavité abdominale, enfin, la grande quantité de sang que la veine porte et l'artère hépatique font pénétrer dans sa substance, contribuent sans doute beaucoup à développer cette disposition à l'inflammation de son parenchyme; mais combien les mauvaises digestions en sont souvent la cause!

DES MALADIES DU FOIE.

Nous ne nous occuperons ici que de l'inflammation du foie (hépatite), et non de toutes ces maladies susceptibles d'affecter cet organe, telles que la *cyrrhose*, le *squirrhe*, l'*hydropisie enkistée*, les *hydatides*, la *dégénérescence graisseuse*, les *calculs biliaires* formés aux dépens des éléments de la bile, la *jaunisse* (ictère), etc., qui toutes proviennent évidemment de la même cause (faiblesse du tube intestinal), et, si d'autres causes semblent les déterminer, nous avons la certitude que ce n'est dû qu'à des prédispositions, et nous soutenons que la bonne élaboration des fonctions digestives ne laisse jamais produire de tels résultats.

De l'inflammation du foie (Hépatite).

Cette dénomination comprend tous les degrés de l'inflammation du foie, depuis l'irritation et la congestion active de ce viscère jusqu'à ses abcès.

Ce n'est guère que dans l'âge mûr, et surtout chez les individus du sexe masculin et d'un tempérament bilieux, qu'on remarque le plus ordinairement ce genre d'affection. Causes : coups à la tête, climats secs et brûlants, passions violentes et subites, mais le plus ordinairement sur-stimulations gastriques (*indigestions*).

Les symptômes ont plus ou moins d'intensité, selon qu'il y a simple irritation ou inflammation proprement dite du foie ; sentiment d'embarras et de douleur dans la région du foie, un peu au-dessus de l'ombilic ; dégoût des aliments, soif, amertume à la bouche et quelquefois nausées (*envie de vomir*). La langue présente un enduit jaunâtre, les ailes du nez sont jaunes aussi, la peau est sèche, chaude, souvent de l'ictère (*jaunisse*), le pouls plein et dur, la respiration difficile et douloureuse, les urines rares ; tantôt des déjections biliaires, tantôt de la constipation ; c'est le plus ordinaire.

Dans l'état d'inflammation aiguë, du délire se manifeste, les traits s'altèrent, le pouls devient misérable, et tout révèle un grand danger.

Le traitement qu'on fait suivre aux malades par la médication connue, telle que : diète, boissons fraîches acidulées,

des cataplasmes et des bains, prouve assez l'inefficacité de
leur emploi, et encore bien heureux quand on n'a pas re-
cours aux émissions sanguines, telles que sangsues, et le plus
souvent à des saignées copieuses de la veine, comme si le
sang était la seule cause de la surabondance de la bile ! Ne
serait-il pas plus vrai de dire que c'est la bile qui dilate le
sang, qui l'irrite, l'enflamme, et bientôt, les vaisseaux capillaires ne pouvant plus recevoir ce sang dilaté, les gros vaisseaux qui en sont, par la même raison, trop pleins, compri-
ment les petits ainsi que les filets nerveux ; ceux-ci, par leur
sensibilité, donnent alors ce symptôme assez ordinaire et
remarquable qu'on appelle douleur. (Voir pages 50 et 53.)

Enfin, qu'on juge, dans ce dédale thérapeutique plus ou
moins absurde, du bien que peuvent faire les émissions sanguines et autres médications de ce genre, banales et dérai-
sonnées.

Nous demandons bien pardon de ne pas donner le traitement à suivre, nous ne pouvions le faire dans ce traité médical, qui exigerait plusieurs volumes pour décrire le traitement de chaque maladie ; mais nous le réservons pour l'ouvrage sus-énoncé. (Voir *Sympathie du foie,* page 154.)

DES MALADIES DE LA RATE

ET DE SES FONCTIONS.

Nous ferons observer d'abord que ce que nous venons de
dire des aberrations de la nature du foie, dans sa conformation, doit s'appliquer à toutes les parties intérieures de la
rate, qui, de tous les viscères, est celui, peut-être, qui présente les accidents les plus variés, dans son volume, dans sa
forme et même dans sa position par rapport aux digestions.

De la rate et de ses fonctions.

C'est un organe parenchymateux, mou, spongieux, d'un rouge violet plus ou moins foncé, situé profondément dans l'hypocondre gauche, à côté de l'estomac, et qui est en rapport avec des vaisseaux courts, au-dessus et au devant du rein gauche.

Sa longueur ordinaire est de quatre pouces et demi, son épaisseur de deux pouces, et son poids le plus ordinaire d'environ une demi-livre. Son parenchyme est toujours abreuvé de sang par des vaisseaux sanguins ou lymphatiques, et il reçoit aussi des nerfs.

Les fonctions de la rate sont restées inconnues; quelques auteurs n'ont fait que supposer qu'elles ont de faibles rapports avec les sécrétions de la bile; mais il est évident que cet organe en a d'autres, puisqu'il sert de réservoir au sang veineux, dans tous les cas où ce liquide est fortement refoulé vers les organes intérieurs, comme cela arrive, par exemple, pendant une course ou tout autre mouvement violent et précipité, et surtout pendant le frisson des fièvres intermittentes.

Nous ne nous arrêterons guère, dans ce traité, aux usages différents qu'on a attribués à la *rate;* nous dirons seulement, avec quelques-uns, que la *rate* sert à atténuer le sang et à le rendre plus fluide. On peut remarquer aussi que le sang tend à s'épaissir lorsque son mouvement progressif est ralenti.

Selon l'opinion de plusieurs, la rate serait le siége de la fièvre. Il serait plus naturel, selon nous, de placer le siége là où est la cause, dans le tube intestinal, et voici pour le prouver :

Les fièvres, comme tout le monde peut l'avoir observé, sont caractérisées par l'accélération du pouls, l'augmentation de la chaleur et le dérangement de la plupart des fonctions. Le froid

précède ordinairement la chaleur, et fréquemment celle-ci se
termine par la sueur.

Cette classe renferme les fièvres qui ont reçu des noms différents, telles que inflammatoires (ou angioténiques), biliaires (ou
méningo-gastriques), muqueuses (ou adéno-méningites), putrides
(ou adynamiques), malignes (ou ataxiques), pestilentielles (ou adéno-
nerveuses) et hectiques. (V. *Sympathies du tube intestinal*, p. 131.)

La fièvre n'est, selon la doctrine plus généralement admise aujourd'hui, qu'un symptôme ou un groupe de symptômes dont on
ignore le siége précis et les causes premières et organiques. La
fièvre, dit Broussais, n'est en réalité qu'un phénomène symptoma-
tique, ou le résultat d'une douleur transmise au cœur et à tout
l'appareil des capillaires sanguins par l'arbre nerveux dont quelques branches font partie d'un organe souffrant. Partant de ce
principe que la fièvre n'est que le symptôme d'une affection locale, il place le siége de cette affection sur la surface muqueuse
de l'estomac et des intestins, et toute espèce de fièvre n'est plus,
selon la doctrine de ce professeur, qu'une modification de gastrite
ou de la gastro-entérite; tous les désordres inflammatoires des
autres viscères ne sont envisagés que comme consécutifs. Il faut
convenir que Broussais était ici dans le vrai; je dirai même que
jamais vérité ne fut exprimée avec autant d'énergie, d'inspiration
et d'éloquence; mais convenons aussi qu'il s'éloignait de la vérité, quand il prétendait combattre ce genre d'affection par les
émissions sanguines, et que sa thérapeutique était aussi erronée
que sa physiologie était précise pour son époque.

Inflammation de la rate (Splénite).

L'inflammation de la *rate* est caractérisée par de la fièvre,
une tension dans l'hypocondre gauche, accompagnée de chaleur, de gonflement et d'une douleur qui augmente par la
pression; la peau présente une teinte qui se rapproche un peu
de celle de *l'ictère* (*jaunisse*).

La *splénite* est presque toujours liée à l'existence des fièvres intermittentes.

On est dans la malheureuse habitude de vouloir combattre

encore cette affection par des effusions sanguines qui ne peuvent, tant s'en faut, guérir, puisqu'on prend l'effet pour la cause, et on détruit la vie en augmentant la maladie par les saignées.

DES REINS,

DE LEURS FONCTIONS ET DES MALADIES DE CES ORGANES PROVENANT DE LA FAIBLESSE OU AFFECTION DES VOIES DIGESTIVES.

—

Appareil sécréteur de l'urine; des reins.

Ce sont les organes sécrétoires de l'urine. Ces deux glandes, situées profondément, l'une à droite, l'autre à gauche, dans les hypocondres, reposent sur les côtés des vertèbres, au milieu d'un tissu cellulaire graisseux très abondant.

Le rein est d'un rouge brun, d'une forme ovoïde, semblable chez l'homme à celui du mouton, et que le vulgaire appelle rognon.

Cet organe est formé par des vaisseaux et des nerfs, une enveloppe celluleuse et un parenchyme.

Son parenchyme est composé d'une substance externe appelée *corticale*, et d'une substance interne appelée *tubuleuse*. 1° L'externe *corticale, glanduleuse*, qu'il faut regarder comme destinée à filtrer ou séparer l'urine de la masse du sang que les artères y apportent; l'urine, séparée du sang à l'extérieur des artères capillaires, entre dans la substance interne *tubuleuse*, d'où elle tombe dans une petite cavité qu'on nomme *bassinet* des reins. De ce bassinet, l'urine prend la route d'un canal membraneux qui en part, et qu'on nomme *urétère*.

Les *urétères* sont au nombre de deux, un pour chaque rein; de la grosseur d'une plume à écrire, ils vont, en se courbant de haut en bas, se rendre à la partie postérieure de la *vessie* (réservoir de l'urine) à quelque distance l'un de l'autre. Ils s'insèrent dans la vessie en rampant entre ses tuniques, de manière que l'urine peut bien entrer dans la vessie, mais ne peut plus sortir par où elle est entrée ; l'expérience de l'air que l'on insuffle par le col de la vessie prouve assez cette vérité.

Il est aisé de comprendre, d'après ce que nous venons de faire observer sur les fonctions des reins et leurs sécrétions, les troubles qui pourraient survenir dans la circulation du sang, si l'urine ne venait à s'en séparer; il est vrai que la sage nature y a ingénieusement pourvu en lui aidant à s'en débarrasser au besoin par les voies de la transpiration, qui se charge en grande partie des matériaux de l'urine, et l'expulse très promptement. Aussi a-t-on remarqué que l'urine était plus abondante en hiver, et la transpiration en été. (Voir page 36.)

La perspiration, que tout le monde est à même d'observer, prend à la peau et au poumon le nom de transpiration. On l'appelle insensible lorsque le fluide est vaporisé de suite. Lorsqu'il est condensé en gouttelettes sur la peau, il prend le nom de sueur. L'élévation de la température de l'atmosphère, et surtout son humidité, l'exercice, les boissons chaudes prises avec excès, donnent lieu à ce dernier effet.

Les transpirations pulmonaire et cutanée se suppléent réciproquement, de telle sorte que, dans un air froid et humide, par exemple, la première (pulmonaire) est augmentée, tandis que la deuxième (cutanée) est diminuée, *et vice versâ*. Les mêmes rapports existent, comme nous venons de le dire, entre ces deux sécrétions et celles des appareils digestif et urinaire.

Enfin, parlerons-nous de la balance de Sanctorius, ce médecin italien, professeur à Padoue ; il était persuadé que la santé et les maladies dépendent beaucoup des phénomènes de la transpiration. Il voulut calculer la quantité exacte de fluide qui s'échappe par cette transpiration.

Pour atteindre ce but, il se plaçait dans une balance de son invention, et après avoir pesé les aliments et les boissons qui lui étaient nécessaires pour l'espace de vingt-quatre heures, il en comparait le poids avec celui qui sortait sensiblement de son corps : il parvenait ainsi à déterminer le poids et la quantité de la transpiration insensible et son rapport avec les aliments. Il trouva, par exemple, que si l'on mange et si l'on boit en un jour la quantité de huit livres, il en sort environ cinq livres par la transpiration insensible.

Le livre où il a consigné les résultats de ses expériences a été traduit en français, sous ce titre : *Médecine statistique de Sanctorius, ou l'Art de conserver la santé par la transpiration.*

Sans doute Sanctorius avait bien raison de vouloir faciliter la transpiration supprimée aux malades ; mais il aurait dû réfléchir aussi que la transpiration était plus abondante pendant la digestion qu'avant le repas, et qu'il fallait alors faciliter les bonnes digestions pour se passer de tout sudorifique et autres médications.

Qu'on réfléchisse encore une fois aux désordres qui surviendraient dans l'économie, par la seule suppression de l'urine, sans le secours de l'appareil transpiratoire ; qu'on conçoive la vitesse avec laquelle les liquides pris par la voie des digestions doivent passer dans le sang pour se transformer en urine dans les reins, de là dans la vessie par les conduits des urétères, et enfin pour être expulsés au-dehors, puisque tous ces phénomènes s'exécutent en une demi-heure, et même quelques minutes seulement.

Il est vrai que la vessie, réservoir de l'urine, peut la garder beaucoup plus long-temps, une demi-heure, une heure et plus, mais enfin, par sa trop grande plénitude et par les sels que l'urine contient et qui irritent les membranes de la vessie, celle-ci se contracte et est forcée d'expulser le liquide qui la remplit.

Ce mécanisme, que tout le monde comprendra, va nous faciliter à prouver combien l'influence des mauvaises digestions peut donner lieu aux maladies des organes des *reins* et génito-urinaires.

Il ne sera question ici que de la maladie connue sous le nom de *néphrite* ou maladie de *Bright*, du nom de celui qui l'a décrite le premier (*inflammation du rein*), et non de la *gravelle, diabétès*, etc.; non plus que des maladies de la vessie auxquelles la mauvaise nature de l'urine peut donner lieu par son séjour, telles que son inflammation (*cystite*), pissement du sang (*hématurie*), calculs vésicaux ou urineux qui se forment, il est vrai, dans la vessie ou dans le canal de l'urètre, mais dont la cause vient évidemment des matériaux de l'urine, matériaux que le sang avait portés dans les reins, mais qu'il avait reçus du chyle des mauvaises élaborations des digestions : et ce qui prouve cette assertion, que nul ne pourrait nier, c'est que l'extraction d'un calcul n'empêchera jamais la formation de nouveaux calculs dans le même organe, et contraindra les pauvres malades à d'autres opérations pires le plus souvent que la première ; ce qui ne serait pas, si l'homme de l'art savait prévenir la cause première qui les fournit, c'est-à-dire corrigeait les fonctions digestives, source de toutes les maladies.

De l'inflammation des reins (Néphrite).

Elle se distingue en simple *néphrite* et en *albumineuse*, maladie de Bright.

Le refroidissement, l'action du froid humide, les abus des liqueurs alcooliques, les infusions surtout diurétiques, les calculs rénaux et vésicaux, les rhumatismes et la goutte, voilà autant de causes qui viennent elles-mêmes d'un mauvais état des digestions.

Pour les symptômes on les comprend d'avance : frissons et douleur aiguë ou obtuse aux lombes (*région des reins*), qui se propagent souvent jusqu'à la vessie et même aux testicules qui sont rétractés ; les urines sont rougeâtres et souvent sanguinolentes, rares, quelquefois supprimées lorsque les deux reins sont vivement enflammés. Par la même raison que l'urine est supprimée, le pouls est dur et fréquent, la soif vive, et, dans les cas les plus intenses, nausées et vomissements bilieux.

Enfin, lorsque l'urine est complètement suspendue, le ventre se ballonne et des sueurs urineuses et ammoniacales se manifestent.

Maintenant, si on nous demande la prescription ordinaire en pareil cas, toujours la même et impuissante médication pour les hommes de la vieille école : saignées générales et locales, bains émollients et anodins. Selon les uns, les boissons doivent être peu abondantes ; selon d'autres, elles doivent l'être beaucoup. On conçoit, en effet, leur embarras; et que faire? C'est cependant bien simple : donner au malade un médicament qui agisse sur les organes digestifs de manière à détruire rapidement la cause première et agir en raison de l'énergie du mal; mais non par des saignées, puisque c'est précisément le sang qui a porté l'inflammation dans les reins mêmes, et qu'il continuerait malgré les saignées si on ne le débarrassait de ses principes impurs. Or, ces éléments, il ne les fabrique pas de toute pièce, il les puise dans les organes digestifs ; c'est donc là qu'est la cause du mal, c'est donc là qu'il faut l'attaquer. (Voir *Sympathies du rein*, page 156.)

APPAREIL RESPIRATOIRE.

De la poitrine (Thorax).

Maintenant nous allons entrer dans des considérations précises sur les organes et appareils qui ne méritent pas moins d'attention que les précédents et qui sont encore plus importants ; nous voulons parler des organes contenus dans la poitrine (*thorax*).

Le thorax est cette portion du tronc qui s'étend de la partie inférieure du cou (*clavicule*) jusqu'au diaphragme, à trois ou quatre travers de doigts au-dessus de l'ombilic.

Cette grande cavité est d'une forme conoïde, circonscrite en arrière par la colonne vertébrale, sur les côtés par les côtes, et en avant par le sternum et des muscles, etc. Elle est destinée à loger et protéger les principaux organes de la respiration (*le poumon*) et de la circulation (*le cœur*).

Nous allons d'abord faire la description du poumon, ensuite celle de ses fonctions et de ses maladies.

Le diaphragme est une cloison composée d'un seul muscle, aplati, à peu près circulaire, situé au centre entre le thorax et l'abdomen, ayant des ouvertures pour le passage des vaisseaux, des nerfs et l'œsophage. (V. p. 9.) Les fonctions du diaphragme sont d'agir comme inspirateur ; en s'abaissant, il agrandit la cavité thoracique.

Des organes de la respiration.

Ces organes sont les poumons et les conduits aérifères, qui constituent la trachée-artère et les bronches.

Des poumons.

Les poumons sont les organes essentiels de la respiration ; ils sont situés dans la poitrine, qu'ils occupent presque entièrement, et sont séparés l'un de l'autre par le cœur. Ils ont la forme à peu près de la moitié d'un cône irrégulier, dont le sommet, étroit et obtus, est logé en haut dans un petit cul-de-sac au niveau de la première côte et de la clavicule, et dont la base répond en bas sur le diaphragme.

Les bronches, les artères, les veines et les nerfs pulmonaires pénètrent dans les viscères par leur partie supérieure et interne, et forment en se divisant à l'infini et en s'associant d'une manière inextricable, des lobes et lobules aréolaires et vasculaires unis par du tissu cellulaire très fin. Ces lobules composent le parenchyme spongieux et délicat du poumon.

La trachée-artère est le tronc commun des conduits aériens, c'est-à-dire qu'elle se divise à sa partie inférieure en deux branches auxquelles on a donné le nom de bronches, qui se rendent chacune dans l'un des poumons, où elles se divisent et se subdivisent à l'infini et forment l'appareil respiratoire.

Les plèvres sont deux membranes séreuses qui tapissent d'une part la face interne du thorax (plèvre costale), et de l'autre recouvrent les poumons et les principaux vaisseaux de la poitrine (plèvre pulmonaire).

Les poumons, de toutes parts enveloppés par les *plèvres*, sont essentiellement formés par les innombrables ramifications des *bronches*, dont les dernières subdivisions, très ténues, se terminent en autant de culs-de-sac isolés (*vésicules*), dernier terme où l'air peut pénétrer dans les poumons.

Remarquons aussi que l'artère suit exactement toutes les ramifications des divisions bronchiques, et communique avec l'intérieur des vésicules sans qu'on sache comment se fait cette communication.

C'est dans cette vésicule même que se fait l'hématose, mot qui signifie conversion, du sang veineux, chyle et lymphe, en sang artériel. (Voir *Circulation*, page 45.)

DES FONCTIONS DES POUMONS,

DE L'AIR, DE L'INSPIRATION ET DE L'EXPIRATION.

De l'air.

L'air est l'aliment de la respiration. C'est un fluide gazeux, élastique, composé d'*oxygène*, indispensable à la fonction dont il s'agit, et d'*azote*, qui n'est pas respirable pur. L'air contient, en outre, quelques parties d'acide carbonique et de vapeur aqueuse.

De l'inspiration (Respiration).

L'acte de la respiration est commandé par un sentiment de besoin irrésistible, qui serait bientôt suivi de malaise, d'anxiété et même de l'asphyxie, s'il n'était promptement satisfait.

Dans cette action, les côtes obéissent aux contractions de leurs muscles et s'élèvent en s'éloignant de l'axe de la poitrine; les parties charnues du diaphragme s'abaissent en se contractant, et refoulent en avant et en bas les viscères abdominaux. Les poumons, contigus aux parois de la poitrine, en suivent tous les degrés de dilatation, et l'air s'y précipite par son propre poids; échauffé et humecté en passant par la bouche, les fosses nasales, la trachée-artère et les bronches, il arrive jusqu'aux vésicules.

L'air se répand dans le tissu pulmonaire, y séjourne pendant quelques secondes, et, par son oxygène, agit sur le sang noir ou veineux mêlé au chyle et à la lymphe ; il en opère la conversion en sang artériel, lequel est plus chaud, plastique, rutilant et écumeux, qualités qu'il conserve jusqu'aux dernières limites du système artériel, et c'est ainsi que ce sang vivifie se porte puissamment vers les organes, les appareils, pour les nourrir et réparer les déperditions journalières causées par leurs fonctions. (Voir *Miasmes*, page 62.)

De l'expiration (Respiration).

L'expiration succède à l'inspiration, sous l'influence d'une nécessité tout aussi puissante. Elle s'effectue par le relâchement du diaphragme et des muscles des côtes, qui resserre la poitrine et force le poumon à se débarrasser de l'air consommé dans le travail respiratoire.

L'air expiré entraîne avec lui une vapeur aqueuse abondante (*Transpiration pulmonaire*, voir p. 29.)

Observations sur certains phénomènes.

L'expiration est séparée de l'inspiration suivante par un intervalle qui est à peu près égal en durée à l'inspiration et à l'expiration réunies. C'est pendant ce repos des organes extérieurs, que se continuent l'élaboration et l'absorption de la petite quantité d'air échappée à l'action expiratoire et restée en réserve dans les lobules du poumon.

Il est certains phénomènes accessoires à la respiration, parmi lesquels les uns sont liés à l'inspiration dont ils sont la cause ou l'effet : tels sont l'odoration, le bâillement et la succion; d'autres se rattachent à l'expiration : tels sont la voix, la parole, l'éternuement; d'autres, enfin, mettent en jeu ces deux mouvements : de ce nombre sont les soupirs, le hoquet, le rire, le sanglot, etc.

MALADIES DE L'APPAREIL RESPIRATOIRE.

—

Poumons.

Comme pour les autres appareils, il ne sera question dans
celui-ci que de la phthisie et de l'inflammation du poumon,
et non d'un grand nombre d'autres maladies, telles que la-
ryngites, bronchites, hémoptysie, apoplexie, gangrène,
œdème, emphysème du poumon, etc., etc.

Phthisie pulmonaire.

Ce nom a été donné à l'émaciation ou consomption fébrile et successive du corps, causée par un travail désorga-
nisateur de l'appareil pulmonaire.

On désigne plus particulièrement sous le nom de *phthisie,*
toute lésion du poumon qui tend à produire une désorganisa-
tion progressive de ce viscère, à la suite de laquelle survient
son ulcération. Telle était la définition de la phthisie donnée
par plusieurs qui en admettaient six espèces : la tubuleuse, la
granuleuse, la phthisie avec mélanose, l'ulcéreuse, la calcu-
leuse et la cancéreuse. Mais d'autres, restreignant encore
l'expression de phthisie pulmonaire, ont réservé exclusivement ce nom à la maladie qui résulte du développement de
tubercules dans le poumon ; parce qu'en effet les symptômes
rationnels de la phthisie pulmonaire sont presque toujours
dus à des tubercules.

Du reste, les causes de la phthisie sont, en général, peu
connues. Néanmoins, on regarde généralement comme telles
le séjour habituel dans un air froid et humide ou dans un
lieu où l'air n'est pas suffisamment renouvelé. Une alimen-

tation insuffisante, de mauvaise qualité, le défaut d'exercice,
la masturbation, les excès vénériens; l'action de certains gaz
irritants ou de poussières répandues dans l'atmosphère et
respirées par des individus que leur profession y expose habituellement, sont encore signalés comme étant, dans certains cas, des causes occasionnelles de cette maladie.

Ne serait-ce pas plus vrai de dire que très souvent elle est
héréditaire? Est-il un Esculape qui ignore que le début de
cette maladie est si variable que souvent on ne la reconnaît
que lorsqu'elle touche à sa terminaison fatale? Et toutes les
causes que nous avons énumérées pourraient-elles, en si peu
de temps, développer tant de ravages dans des organes si
puissants et si actifs à s'en débarrasser par leurs fonctions?

Disons encore une fois que la phthisie n'est que le résultat
des mauvaises élaborations digestives, et nous dirons vrai!

Mais poursuivons : elle commence le plus ordinairement
par une petite toux sèche, ce qui fait dire, mal à propos,
qu'elle est souvent le résultat d'un rhume négligé. Cette toux
persiste quelquefois pendant des années, sans qu'il vienne
s'y joindre aucun symptôme ; et si, pendant ce temps, la
mort survient par une maladie qui semblait étrangère aux
poumons, on trouve dans ces organes une multitude de tubercules.

Assez souvent une hémoptysie (hémorrhagie pulmonaire)
est le premier signe qui éveille l'attention. Peu à peu s'éta-
blissent une expectoration muqueuse et une fièvre continue.
Il y a des sueurs abondantes le matin ; la respiration est
quelquefois à peine plus courte que dans l'état normal ; les
fonctions digestives paraissent quelquefois dans un état d'in-
tégrité parfaite, parce que le malade mange beaucoup, et il
le faut aussi pour réparer les grandes déperditions journa-

lières qui se font dans les poumons ; mais si une fois il se joint aux sueurs colliquatives une diarrhée débilitante, soit que les tubercules se soient également développés dans le canal intestinal, soit sans ulcération ni inflammation des intestins, et que la fièvre *hectique* s'établisse, l'amaigrissement fait alors des progrès plus ou moins rapides, selon l'abondance des évacuations.

Suivant le tableau tracé par Arétée avec une effrayante vérité, « le nez est effilé, les pommettes sont saillantes, et leur » coloration tranchée sur la pâleur du restant de la face, les » conjonctives sont luisantes et d'un léger bleu de perle, les » joues sont caves, les lèvres rétractées ; le col paraît oblique » et gêné dans ses mouvements ; les omoplates sont ailées, les » côtes deviennent saillantes ; quelquefois la poitrine semble » rétrécie, et quelquefois même elle l'est réellement. Les dou-» leurs locales sont le plus souvent nulles, et toujours au moins » très variables. » L'inspection et l'analye des crachats n'en apprennent guère davantage, et tous les praticiens, d'après les simulacres stéthoscopiques, et même les grands maîtres de l'école, traitent ces maladies, Dieu sait comment. Enfin. s'ils ne font pas de bien, ils ne font pas de mal !...

Mais, qu'on réfléchisse à ce que cette maladie offre de grave ; car, quoique la guérison ne soit pas toujours au-dessus des forces de la nature, l'art, jusqu'à ce jour, ne possède aucun moyen certain d'arriver à ce but.

La guérison des maladies phthisiques pulmonaires est moins le manque de bonne volonté de la part des plus habiles praticiens, que l'ignorance des causes qui souvent les produisent, quand toutefois elles ne sont pas héréditaires ; mais, héréditaires ou non, elles n'en ont pas moins leur source dans les mauvaises élaborations digestives.

La guérison ne peut être obtenue par le moyen qu'on avait

cru rationnel, qui était de favoriser le ramollissement et l'é-
vacuation ou l'absorption des tubercules existants.

La saignée ne peut ni prévenir ni guérir les tubercules ;
ce serait déplorable qu'un médecin en eût même la pensée ;
et cependant il y en a qui ont poussé l'audace jusqu'à l'em-
ployer dans les cas d'une complication inflammatoire ou de
la suppression sanguine (menstrues). Enfin, on a employé
les cautères, les exutoires, l'eau de chaux, les eaux sulfu-
reuses naturelles et artificielles, en bains, en boissons, le sel
ammoniac, les sous-carbonates d'ammoniac et de soude, le
nitrate de potasse, etc., etc.

Allez donc vous reconnaître dans tout ce dédale ; et comment s'étonner d'un insuccès ! Mais nous n'en finirions pas.
Nous n'avons détaillé qu'une très petite partie des divers es-
sais tentés, tous plus meurtriers qu'utiles, et que nous pros-
crivons de notre médication.

Pneumonie, dite fluxion de poitrine.

C'est l'inflammation du parenchyme du poumon. Les causes le plus ordinairement connues et admises sont un refroidissement subit, un exercice trop violent, l'ingestion de
boissons froides pendant que le corps est en sueur, la suppression de la transpiration cutanée, un écart de régime, etc.
Mais ces causes occasionnelles n'ont d'effet que par suite
d'une prédisposition particulière (mauvaise élaboration d'un
mauvais chyle), qui peuvent manifester, à la longue, des tubercules dans les poumons, etc., etc.

Il est rare que la pneumonie survienne par l'action d'une
cause directe, telle qu'une blessure du poumon, l'action des
gaz irritants sur les voies respiratoires, et les cris. Enfin, no-
tons les grandes amputations, les brûlures, les maladies
éruptives, qui se compliquent souvent d'une pneumonie ;

mais celle-ci n'est que la conséquence d'une prédisposition toujours occasionnée par les voies digestives. La maladie se déclare par un frisson suivi de chaleur, un pouls fréquent et dur, un sentiment d'ardeur dans la poitrine, une douleur latérale pongitive, profonde, n'augmentant pas par une forte inspiration comme dans la pleurésie ; il y a difficulté de respirer, toux, expectoration de matières muqueuses, surtout sanguinolentes, rougeur de la pommette du côté du poumon affecté, etc., etc. La pneumonie aiguë peut se terminer par résolution, c'est le mode le plus fréquent ; ou par gangrène, c'est le plus rare ; ou par suppuration, c'est le plus long.

A entendre nos confrères, le traitement de cette maladie doit être largement anti-phlogistique, c'est-à-dire la saignée du bras largement réitérée : toujours des effusions sanguines pour guérir toutes ces causes que nous venons de décrire ; quel malheur !

Nous croyons inutile de nous étendre davantage sur d'autres maladies du poumon, pour prouver, avec la plus grande évidence, qu'elles viennent toujours des mauvaises digestions. Il suffit de réfléchir que le chyle élaboré, bon ou mauvais, est plusieurs fois par jour versé dans le cœur où il est mêlé au sang, de là porté dans les poumons, pour revenir ensuite dans le cœur et être enfin chassé dans toute l'économie pour aller nourrir les organes et animer leurs constantes fonctions. Cette vérité, que l'école de médecine admet, et qui est aussi évidente que la lumière nous vient du soleil, n'est-elle pas la preuve irrécusable que le sang lui-même devient malade par la seule mauvaise élaboration des digestions ? Et comme c'est le sang qui va nourrir le cœur, le poumon, le cerveau, les muscles, les os, etc., s'il a reçu un chyle mal élaboré, il dépose dans les organes des principes morbides et prédispose aux maladies du sang, telles, par exemple, que la *pléthore*, l'*anémie*, la *chlorose*, etc.

La *pléthore* est caractérisée par la rougeur de la peau, gonflement des vaisseaux sanguins les plus superficiels, dureté du pouls, augmentation de la chaleur animale, tendance aux hémorrhagies, douleurs vagues, vertiges, rougeur des yeux et de la face, tendance à une congestion sanguine du cerveau; tous ces symptômes ne sont-ils pas l'indice qu'un chyle grossier, mal digéré, afflue dans le sang et donne lieu à tous les désordres que nous venons de décrire, et auxquels on peut remédier sans toucher à une seule goutte de sang, mais en rétablissant les fonctions digestives. (Voir *Anémie*, p. 55.)

Étant prouvé que le mal vient des fonctions digestives, il est évident qu'on ne pourra le guérir qu'en agissant sur ces dernières; et cela une fois admis et compris par les hommes de bien, ils diront, comme moi, qu'on pourra regarder comme assassin celui qui versera une goutte de sang à son *prochain!* (Voir *Sympathies de l'appareil respiratoire*, page 157.)

APPAREIL CIRCULATOIRE.

Maintenant nous allons passer aux organes de la circulation, qui se composent du cœur et de son enveloppe (*péricarde*), des artères et des veines; ensuite nous nous occuperons de la circulation, et enfin des maladies de ces organes et du sang (*pléthore*, *chlorose*, *anémie*, pages 55 et 57).

Du cœur.

Le cœur est l'agent principal de la circulation. C'est un muscle creux, renfermé dans le *péricarde* et situé dans la région moyenne de la poitrine entre les poumons et l'adossement des *plèvres*, et au-dessus du diaphragme sur lequel il est obliquement couché. Sa forme est celle d'un cône dont la pointe, dirigée en bas, en avant et à gauche, répond à l'intervalle de la sixième et de la septième côte. On perçoit sur sa face externe des sillons longitudinaux, transversaux et obliques, qui logent des vaisseaux sanguins et des nerfs.

Ses cavités intérieures sont au nombre de quatre : deux inférieures qui se nomment *ventricules*, distingués en droit et en gauche; deux supérieures appelées *oreillettes*, distinguées aussi en droite et en gauche; chacune des oreillettes communique avec le ventricule correspondant par une ouverture arrondie dont le contour est garni d'une valvule.

L'intérieur des cavités du cœur est tapissé par une membrane lisse qui se continue avec la membrane interne des artères et des veines. C'est elle qui forme les deux valvules dont il vient d'être parlé. La surface externe du cœur est recouverte par le feuillet séreux du péricarde.

Le péricarde est une membrane fibro-séreuse qui renferme le cœur, l'assujettit dans sa position et l'empêche de suivre complètement les diverses inclinaisons du corps.

De l'artère pulmonaire.

L'artère pulmonaire naît de la base du ventricule droit ; elle se porte obliquement en haut et à gauche, en croisant le trajet de l'*aorte*, sur laquelle elle passe. Au bout de deux pouces de trajet, elle se partage en deux branches, entre lesquelles naît un ligament arrondi qui se porte à la crosse de l'*aorte*, et qui, chez le fœtus, est un véritable vaisseau nommé canal artériel. La branche pulmonaire droite se porte à la face interne du poumon droit, où elle se divise en trois branches.

La branche pulmonaire gauche gagne le poumon gauche, où elle se partage en deux branches.

Dans les poumons, l'artère pulmonaire se divise en ramifications extrêmement multipliées et successivement décroissantes, qui accompagnent les ramifications des veines pulmonaires et des bronches, et avec lesquelles elles communiquent dans l'intérieur des vésicules, etc. (Voir p. 35.)

Des artères.

On donne le nom d'artère aux vaisseaux destinés à porter le sang soit du cœur au poumon par l'artère ci-dessus décrite, soit du cœur à toutes les parties du corps. Il y a, en conséquence, deux systèmes d'artères. L'une tire son origine du ventricule droit et porte au poumon le sang *noir*, c'est l'*artère pulmonaire*; l'autre est l'*aorte* (nommée aussi grande artère) que nous décrivons plus loin, page 45, et ses nombreuses divisions qui reçoivent du ventricule gauche le sang *rouge* ou *artériel* et vont le distribuer dans tous les organes.

Des veines pulmonaires.

Elles naissent, dans le tissu des poumons, des dernières extrémités de l'*artère pulmonaire*, par des radicules qui forment, en se réunissant, des rameaux et des branches successivement plus volumineuses et toujours accompagnées par les ramifications des *bronches* et de l'*artère pulmonaire*.

Ces branches finissent par se rassembler en quatre troncs, deux pour chaque poumon, qui sortent par le milieu de la face interne de cet organe, au-dessous des bronches, pénètrent dans le péricarde et s'ouvrent à la partie postérieure de l'oreillette gauche.

Les veines sont les conduits naturels du sang noir : elles ramènent au *cœur* le sang distribué par les artères dans toutes les parties du corps, et constituent par leur ensemble le *système veineux*,

que l'on peut regarder comme formé de deux systèmes secondaires distincts : 1° Le système veineux général, qui commence dans
tous les organes par des ramuscules fort ténus et qui finit dans le
cœur par la veine coronaire et les veines caves ; 2° le système
veineux abdominal ou de la veine porte.

De l'artère aorte.

Cette artère naît de la base du ventricule gauche et présente
à son orifice une valvule comme l'artère pulmonaire. Elle
est étendue depuis le cœur jusqu'à la cinquième vertèbre lombaire, près du sacrum, où elle se termine en se divisant en
deux grosses branches qui sont les artères *iliaques primi-
tives*. (Voir page 158.)

L'*aorte* est le tronc commun de toutes les artères du corps ;
les branches qu'elles forment naissent : 1° à son origine ;
2° à sa crosse ; 3° dans la poitrine, au-dessous de la crosse ;
4° dans l'abdomen ; 5° à sa bifurcation.

APPAREIL DE LA CIRCULATION.

Grande circulation ou circulation générale.

Cet appareil circulatoire se compose, nous l'avons dit,
d'un organe creux (*le cœur*) et de deux ordres de vaisseaux
(*les artères et les veines*).

Enveloppé dans une double poche membraneuse (*le péricarde*, V. p. 43), qui assure la liberté de ses mouvements,
et divisé intérieurement, par une cloison verticale, en deux
portions formant chacune deux cavités, le *cœur*, dont les
parois sont éminemment contractiles, donne l'impulsion au

sang; les artères le reçoivent, et, se divisant et se ramifiant
à l'infini, elles vont le distribuer à tous les organes ; elles le
portent jusqu'aux extrémités. Là, leurs dernières ramifications s'abouchent avec les premières ramifications des veines,
et ces diverses ramifications constituent un réseau vasculaire
très ténu, connu sous le nom de vaisseaux capillaires.

C'est ainsi que, projeté dans l'aorte par les contractions du ventricule gauche, le sang, d'un rouge écla-
tant et chargé de principes nutritifs, parcourt rapidement
toutes les divisions et subdivisions du système artériel, et
arrive dans le système capillaire général, où il donne la vie
à tous les organes, fournit les matériaux des sécrétions et
des exhalaisons, et reçoit les humeurs excrémentielles.

Par une disposition inverse à celle des *artères*, les *veines*
qui naissent de ces ramifications se réunissent successivement entre elles, forment d'abord des rameaux, puis des
branches de plus en plus volumineuses, et vont se terminer
au cœur par deux troncs qui rapportent à cet organe le sang
de toutes les parties du corps.

Les vaisseaux capillaires le transmettent, dépouillé de sa
qualité vivifiante et converti en sang noir, au système veineux, dont toutes les divisions viennent aboutir aux veines
caves, qui apportent dans l'oreillette droite du cœur, non-
seulement le sang, mais encore la lymphe et le chyle réparateur versés par le *canal thoracique*.

Le *canal thoracique* est un canal ou gros tronc lymphatique
formé par la réunion successive de tous les vaisseaux lymphatiques des membres inférieurs, de l'abdomen, du membre supérieur gauche et du côté gauche de la tête, du col et du thorax. Il
commence au niveau de la troisième vertèbre lombaire, par la
réunion de cinq ou six gros troncs lymphatiques qui résultent
eux-mêmes de la réunion des absorbants abdominaux. Il présente,

près de l'ouverture aórtique du diaphragme, une dilatation appelée réservoir de Pecquet, monte dans la poitrine, s'incline à gauche et va s'ouvrir dans la partie supérieure de la veine sous-clavière
du même côté, qui elle-même s'ouvre dans l'oreillette droite du
cœur.

Ce que nous venons de dire ne s'applique qu'à la grande
circulation (ou *circulation générale*). On a donné ce nom à
cet ensemble des mouvements circulatoires, à la circulation
du sang dans toute l'économie et qui a pour but de nourrir
tous les organes. Mais il est un autre genre de circulation
qu'on appelle petite (ou *circulation pulmonaire*), qui commence au ventricule droit du cœur, s'effectue dans le poumon, et se termine à l'oreillette gauche du cœur pour re-
prendre la grande circulation.

Petite circulation ou circulation pulmonaire.

De l'oreillette droite le sang passe dans le ventricule correspondant, dont la contraction le projette, par l'artère pulmonaire, dans le système capillaire des poumons, où il est
revivifié par l'acte de la respiration, qui lui rend la couleur
rouge caractéristique du sang artériel. Dans cet état, il est
rapporté au cœur par les veines pulmonaires : l'oreillette
gauche, qui le reçoit, le transmet à son ventricule, qui se
contracte pour le chasser de nouveau par l'*aorte*, et le fait
ainsi recommencer sans cesse le trajet qu'il a déjà par-
couru.

On doit à Guillaume Harvey (en 1619) les premières connaissances exactes sur la circulation, entrevue auparavant par
Servet. Les physiologistes ne sont pas d'accord sur le nombre
de saignées que l'on doit faire pour guérir les maladies. Nous
voudrions bien savoir si Hippocrate aurait saigné ses malades
s'il eût connu la circulation. Mais nos Esculapes d'aujour-

d'hui saignent un peu par habitude et beaucoup par ignorance.

DU SANG,

DE SES VARIÉTÉS, DES DIFFÉRENCES QU'IL PRÉSENTE DANS LES
DIFFÉRENTES PARTIES DU CORPS, RELATIVES A L'AGE, AU
SEXE, ETC.

—

Du sang.

Le sang, qu'une expression énergique a qualifié de chair
coulante, est un liquide rouge et chaud, d'une odeur spécifique, fragrante et alliacée, qui a pour matériaux le *chyle*,
la *lymphe* et le *sang veineux*; il est le stimulus et l'aliment
de tous les organes, et enfin, soumis à l'analyse chimique, il
donne de l'eau, de l'albumine, de la fibrine et différents
sels. Cette définition s'applique exclusivement au sang artériel, qui est le sang par excellence, qui, seul, entretient la
vie dans les organes et fournit les matériaux de la nutrition.

Aucun fluide ne paraît exercer des fonctions aussi impé-
rieuses que celles qui ont été confiées au sang; il excite, entretient l'action de tous les organes; il est, sous ce rapport,
le siége de la vie : opinion qu'ont avancée d'anciens philosophes et que nul ne peut nier ajourd'hui.

Nous avons dit (page 36) qu'il se forme une conversion
dans les poumons par l'acte de la respiration; mais les physiologistes n'ont pas encore aujourd'hui une opinion unanime
sur la manière dont la respiration fait le sang.

Porté du poumon au cœur, le sang est chassé, par les contractions du ventricule gauche, dans les artères, jusqu'aux
vaisseaux capillaires, et, parvenu dans le système, il fournit

aux sécrétions et à la nutrition, et est indépendant de la circulation du cœur.

En effet, le cœur est, sans contredit, l'agent principal de la circulation, mais on ne saurait nier que les artères n'y contribuent par leur contractilité. A ces deux puissances il faut ajouter, par leur circulation capillaire, une action spéciale et inconnue des vaisseaux de ce nom. Enfin, pour la circulation veineuse, il faut ajouter à ces trois causes motrices une action des veines elles-mêmes, et peut-être le battement des artères et le jeu des organes qui les avoisinent.

Le sang est digéré en quelque sorte par les capillaires; il subit une élaboration spéciale par ces vaisseaux, et, selon de fortes apparences, par l'action absorbante des premières veinules. (Voir *Circulation*, page 45.)

Plusieurs auteurs, et, avant eux, Hippocrate, ont vu dans le sang un composé de toutes les humeurs animales, une dissolution de toutes les parties solides, un mucilage animal plastique, bouillonnant, qui communique avec toutes les parties du corps et reçoit dans chaque organe une modification particulière, qui, vivifié par une force vitale que la mort anéantit, distribue dans les cellules de tous les tissus les matériaux dont ils se nourrissent. Ce grand physiologiste (Hippocrate) peint le sang par une expression énergique : il l'appelle une chair coulante.

Toujours liquide dans l'économie animale, le sang est un fluide collant, visqueux, dont la consistance est assez considérable, d'une saveur douceâtre et salée; palpé avec les doigts, il paraît doux, comme savonneux ; sa température est de vingt-neuf à trente degrés, et sa pesanteur spécifique toujours supérieure à celle de l'eau.

Il existe entre le chyle et le sang une très grande analogie, les auteurs sont presque disposés à croire que la partie colorante fait toute la différence de ces liquides.

DIFFÉRENCES OU VARIÉTÉS DU SANG.

DEUX VARIÉTÉS : LE SANG ARTÉRIEL ET LE SANG VEINEUX.

Sang artériel.

C'est un liquide d'un rouge vermeil, coagulable, d'une odeur fragrante, visqueux, plus chaud, moins pesant, moins séreux que celui des veines ; suivant les chimistes, plus oxygéné et moins chargé d'hydrogène et de carbone que celui-ci, formé dans les poumons par l'acte de la respiration.

Sang veineux.

Il n'a pas la couleur vermeille du sang artériel ; il est moins odorant, moins coagulable, moins chaud de deux degrés, plus visqueux, plus dense.

Différences du sang dans les différentes parties du corps.

On a dit avec raison, et sans pouvoir, il est vrai, fortifier cette hypothèse d'aucune preuve, que le sang des vaisseaux de la tête était plus léger, plus aérien que celui des autres parties du corps, et qu'il y avait un rapport entre cette qualité et ce qu'on appelle esprit de fluide nerveux. D'après toutes probabilités, le sang, en effet, ne peut pas être identique dans toutes les parties du corps, ou plutôt il diffère de lui même dans toutes les distributions du système nerveux.

Ainsi, par exemple, les pertes faites par le sang artériel dans les divers organes, variant comme les organes eux-mêmes, le sang doit varier dans la même proportion : ainsi le sang du cerveau, contre toute opinion jusqu'à ce jour, n'est pas le même que celui des *poumons*, du *cœur*, de l'*estomac*, des *intestins*, du *foie*, du *pancréas*, de la *rate*, des *reins*, des *muscles*, des *ligaments*, des *os*, etc., etc.

Chaque organe reçoit un sang différent, en quantité proportionnelle à son degré d'excitation, autant toutefois que les matériaux du sang peuvent y suffire par ceux qu'il reçoit des élaborations digestives (le *chyle*); enfin, la tête elle-même, en recevant la quantité et la qualité qu'elle appelle vers elle, prépare, élabore, dans divers appareils, le fluide nerveux; chaque organe, chaque sens réclament un sang différent, ce que personne ne peut nier. Le sens de la *vue*, par exemple, ne reçoit pas un fluide nerveux de même nature que celui du sens de l'*ouïe*; ce dernier diffère de celui de l'*odorat*, et celui-ci n'est pas le même que celui du *goût*, etc. (Voir pages 90 et 124.)

Le sang, avant d'être reçu dans chacun des appareils, a éprouvé une conversion différente, et, arrivé dans l'appareil propre à chacun de ces *sens*, il leur donne le fluide nécessaire à l'accomplissement de leurs fonctions.

Ce que nous venons de dire pour le cerveau est bien plus simple à expliquer pour les autres appareils, mais nous y reviendrons; seulement, qu'on n'oublie pas que le cœur, qui a pour fonctions de recevoir le sang et de le chasser dans toutes les parties du corps pour les nourrir, reçoit, comme on le sait, sa grande part du sang par ses artères propres qui le nourrissent, et que, selon ma conviction, par ses contractions et d'autres causes qui nous seront peut-être à jamais inconnues, il vivifie le sang veineux avant de le transmettre au poumon, et animalise le sang artériel avant de le chasser dans le gros tronc artériel appelé *aorte*. Enfin, l'aorte, continuant ses fonctions, fait passer le sang dans diverses branches qui lui font subir des modifications par le contact des organes voisins avec lesquels les artères sont en rapport.

Il en résulte que le sang, avant de se diviser dans les appareils auxquels il est destiné, a subi un très grand changement, et ce que nous disons des artères, on peut le prouver également pour les veines. Ainsi, par exemple, le sang de la veine porte n'est pas en tout semblable à celui des autres veines. On soupçonnait déjà que ce fluide avait un caractère particulier au sortir des *reins*, de la *rate*, des *veines spermatiques* : on était certain que celui des veines sous-clavières n'est pas identique avec celui des veines des extrémités inférieures.

Mais tout ceci, aux yeux de bien des hommes, pourra ne paraître qu'un point de doctrine qui ne peut être compris que par une saine conception, mais qui ne saurait être prouvé à ceux qui ne savent que voir et toucher; ces derniers sont le plus grand nombre, et le plus redoutable, car ils ne se défient jamais de leur ignorance et croient toujours que tout ce qu'ils ont vu dans une chose était tout ce qu'il y avait à voir.

Galilée, pour démontrer son système planétaire, n'avait-il pas plus à redouter que nous pour démontrer notre système médical, et la vérité n'est-elle pas la puissance même? Au moment même qu'on interdirait la connaissance de certaines vérités, il ne serait plus permis d'en dire aucune.

Mille gens puissants et souvent mal intentionnés, sous prétexte qu'il est quelquefois sage de taire la vérité, la banniraient entièrement de l'univers. Aussi le public éclairé, qui seul en connaît tout le prix, la demande sans cesse pour jouir des avantages réels

qu'elle procure. Entre les qualités des hommes, celle qu'il estime
le plus est cette élévation d'âme qui se refuse au mensonge. Il
sait combien il est utile de tout penser et de tout dire, et que les
erreurs cessent d'être dangereuses lorsqu'il est permis de les
contredire. Alors elles sont bientôt reconnues pour erreur et dis-
paraissent d'elles-mêmes dans les abîmes de l'oubli; les vérités
seules surnagent sur la vaste étendue des siècles.

Proportion du sang chez l'homme, la femme et l'enfant.

Plusieurs physiologistes ont cherché à déterminer la quantité, la masse, le volume du sang qui circule dans les artères
et les veines. Ceux-là évaluent la quantité du sang à quatre
kilogrammes (huit livres); ceux-ci la portent à quatorze kilogrammes (vingt-huit livres).

Nous n'entreprendrons pas le travail fort inutile de vérifier
ces calculs, mais nous indiquerons une opinion qu'a publiée
le *Constitutionnel*, samedi, 2 novembre 1839, n° 306.

Il résulte du travail que publie le *Bulletin de thérapeutique*, qu'un enfant nouveau-né a, dans ses organes et ses
vaisseaux, environ une livre de sang; tandis qu'un enfant
d'un an en a près de cinq livres; celui de sept ans, neuf livres;
l'adolescent de quinze ans, vingt-une livres; l'homme de
vingt ans, près de trente livres; celui de trente ans, trente-une
livres et demie, comme l'avait judicieusement supputé Haller.
Passé trente ans, d'après le docteur Valentin, la quantité du
sang diminue dans l'homme, tandis que chez la femme, la
masse sanguine va toujours en augmentant jusqu'à cinquante
ans; mais, outre qu'il n'est pas rare de rencontrer des
hommes de soixante ans qui ont plus et de meilleur sang que
d'autres de trente et quarante ans, on conçoit que de pa-
reilles observations, pour devenir utiles, devraient être réi-

térées sur des individus d'une organisation analogue et usant tous d'un régime identique. Disons, toutefois, à cette occasion, que, depuis Bosquillon et Broussais, les médecins français abusent manifestement de la saignée; la plupart puisent sans épargne dans nos veines comme dans des canaux où circulent à tout instant quinze à seize kilogrammes de sang. Cette méthode imprudente et systématique ne tend à rien moins qu'à abréger l'existence, qu'à énerver et abâtardir toute la nation.

Les anciens Romains avaient coutume de faire saigner ceux de leurs soldats qui avaient commis quelque faute grave. A leurs yeux, c'était un moyen de châtier un premier délit, comme de les prémunir contre des erreurs et des fautes nouvelles. Que d'hommes on garantirait des supplices par des saignées opportunes!

Nous guérissons aujourd'hui comme les Romains punissaient; c'est au prix de leur sang que nos malades recouvrent la santé : leurs forces s'en vont avec leurs douleurs. « Prenez garde, disait Napoléon à Corvisart, ce sang que vous gaspillez entretenait la vie! » Napoléon connaissait le cœur humain, mais il présumait trop de la sagesse des médecins. Nous saignons tous, parce que nos maîtres saignent; nous saignons dans toutes les maladies, parce qu'il en est plusieurs où on croit la saignée nécessaire. Pour tuer le mal, nous épuisons la vie; pour empêcher les débordements du fleuve, nous en tarissons la source!...

Mais quand nos malades guérissent, quand nos soldats sortent des hôpitaux, ne leur demandez plus ni travail, ni énergie, ni progéniture, ni courage : nous les avons guéris !

Le sang fait-il, comme l'ont dit plusieurs auteurs, le cinquième, le quinzième ou la vingtième partie du poids du corps? Il est impossible de connaître la vérité par des expériences rigoureuses : bornons-nous à observer qu'un grand nombre de circonstances font varier la quantité , la masse et le volume du sang.

Les principales sont relatives, dans l'espèce humaine , à l'âge , au sexe , à la station , au tempérament, à l'état de santé ou de maladie de l'individu, à son genre de vie, à l'espèce de nourriture dont il fait usage, etc., etc.

Nous allons d'abord parler des maladies du sang : appauvrissement du sang (anémie), pâles couleurs (chlorose) (Voir p. 57), (*Pléthore*, p. 42), ensuite de l'inflammation du cœur.

Appauvrissement du sang (Anémie).

C'est la diminution des qualités du sang , surtout de ses globules, avec prédominance du sérum.

Au premier rang des causes sont les pertes de sang trop abondantes , les maladies chroniques de longue durée , les cachexies avancées, certains empoisonnements miasmatiques, les troubles de l'hématose, les privations de toute nature, qui agissent sur les voies digestives et, de là, sur l'économie en la débilitant ; le défaut d'air, de lumière et d'exercice, etc.

Cette affection est remarquable par la pâleur de la peau et des muqueuses, décoloration des tissus et bouffissure, faiblesse, paresse et dégoût pour le mouvement.

Nous avons parlé, dans la *gastro-entérite* (p. 14), de quelques désordres survenant à la suite de mauvaises digestions; mais il s'en faut de beaucoup que nous ayons développé tout le cortége des phénomènes symptomatiques : nous l'avions réservé en partie à ce genre d'affection (*anémie* , *chlorose*).

Que ce soit l'appauvrissement du sang (*anémie*) qui occasionne les désordres digestifs, ou la gastro-entérite l'appauvrissement du sang (ce qui paraîtrait plus logique), il est certain qu'un sang anémique, incapable de fournir les matériaux essentiels aux organes des appareils nerveux, doit déterminer diverses maladies, telles que l'hystérie, l'épilepsie, la manie et même la démence.

L'*hys érie* diffère de l'*épilepsie* par la nature des mouvements convulsifs, qui n'affectent point les muscles de la face, et par l'absence de la salive écumeuse.

La durée des attaques d'hystérie est très variable. Des bâillements, des pandiculations, quelquefois l'écoulement d'un liquide muqueux par les organes génitaux, annoncent ordinairement la fin de l'accès.

Lorsque l'on considère que c'est entre quinze et trente ans que les femmes sont sujettes à cette névrose, que ses causes les plus ordinaires semblent excitées par un tempérament nerveux exalté par un amour contrarié, la jalousie, l'influence de lectures ou de conversations érotiques, en un mot, par tout ce qui peut déterminer une stimulation de l'appareil générateur, on serait tout disposé à se ranger volontiers à l'opinion de ceux qui regardent l'*hystérie* comme un ensemble de symptômes résultant d'un état d'excitation et de souffrance de l'utérus, et de la réaction de cet organe sur le système nerveux. Eh bien! il n'en est rien ; à moins de voir dans l'hystérie, comme l'ont fait plusieurs auteurs, des névroses essentiellement différentes, on ne peut placer jamais, au grand jamais, dans le cerveau, le siége primitif de cette affection, mais bien dans l'appareil digestif. On ne peut non plus admettre que l'hystérie puisse être observée chez le sexe masculin ; mais qu'importe que l'hystérie soit une maladie particulière au sexe féminin? nous réservons de plus longs détails dans l'ouvrage sus-énoncé ; qu'il nous suffise ici d'en démontrer la cause et le siége, c'est notre seul et unique but. (Voir *Sympathies des organes génitaux*, p. 150.)

C'est le plus souvent elle (*l'hystérie*) que l'on désigne vulgairement sous le nom de vapeurs, de maux de nerfs, d'attaques de nerfs, etc.

Parlons d'abord de la chlorose pour démontrer son identité avec cette dernière (*hystérie*), ensuite des autres affections nerveuses.

Nous ne saurions assez indiquer les désordres susceptibles de survenir dans le système nerveux par l'appauvrissement du sang (*anémie*), et si les pâles couleurs (*chlorose*) sont considérées comme une espèce d'hystérie particulière à la femme, l'homme est généralement affecté de l'épilepsie dans l'appauvrissement du sang (*anémie*).

Du reste, la *mélancolie*, l'*hypocondrie*, la *manie*, la *démence*, y compris toutes celles que nous ne pouvons décrire ici, sont les conséquences les plus ordinaires de la faiblesse de l'appareil digestif dans les deux sexes.

Pâles couleurs (Chlorose).

On appelle ainsi l'état dans lequel le sang a perdu une grande quantité de ses globules sous l'influence d'une modification de l'innervation, dont la source première peut, en apparence, se trouver dans la matrice, mais qui passe inaperçue et sans effet maladif si le tube intestinal continue ses fonctions sans altération.

La chlorose a été considérée successivement comme une atonie des fonctions digestives et des organes génitaux, comme une espèce d'hystérie, comme un asthme nerveux, etc., etc.

Cette maladie est très commune, même alors qu'on ne la soupçonne point.

L'hystérie, avons-nous dit, est une affection nerveuse

particulière à la femme, dont les caractères vraiment protéiques ne peuvent être donnés sous forme de définition, et qui a pour cause l'appauvrissement du sang et le mauvais état des fonctions digestives.

La *chlorose* ne doit donc plus être séparée de l'hystérie ; les causes, les symptômes sont les mêmes. Les principales causes qu'on avait cru remarquer étaient : l'âge de la puberté, un tempérament ardent, une imagination vive, un amour contrarié, le célibat, le veuvage, et, sans doute aussi, toutes les causes de l'anémie, dont quelques jeunes gens ne sont pas exempts.

L'appauvrissement du sang (*anémie*) serait donc au sexe masculin ce que les pâles couleurs (*chlorose*) seraient à l'autre sexe.

Toujours est-il que ce genre d'affection n'attaque que les personnes faibles par cause de l'atonie des fonctions digestives, qui n'élaborent pas suffisamment de chyle réparateur; le sang épuise ses matériaux, non-seulement pour les organes, mais pour les systèmes nerveux.

Sans doute, on ne voudra jamais combattre ces maladies par les émissions sanguines, le bon sens conseille d'éloigner les causes, de faire cesser leur action, si cela est possible.

Dans bien des cas, cette seule précaution fera disparaître l'*anémie* et la *chlorose*; mais cette maladie, comme toutes les autres, n'est guérissable qu'autant que l'on portera le remède et tous les soins du côté des fonctions digestives.

Chez les femmes d'une forte constitution, la chlorose cesse spontanément après le mariage, et c'est ce qui avait donné l'idée sans doute de les marier toutes; conseil fatal et déraisonnable qui a réussi quelquefois, mais seulement chez des sujets d'une forte constitution. On n'avait à lui opposer qu'un traitement hygiénique, mais toujours insuffisant pour un tempérament faible, qui réclame une sage et naturelle médication, bien suivie, encore mieux prescrite par un habile médecin. (Voir, p. 150, *Sympathies des organes génitaux*.)

Des maladies de l'appareil circulatoire.

Les maladies de l'appareil circulatoire, quoique nombreuses, se ressemblent tellement par leurs causes et leurs symptômes, qu'on peut facilement les confondre.

Ainsi, que nous ayons affaire à une *péricardite*, qui est l'inflammation du péricarde (enveloppe du cœur) ou à une *hydro-péricarde*, qui est l'hydropisie de cette membrane ; ou à un *anévrisme du cœur*, qui est un changement survenu dans le volume du cœur, soit par épaississement de ses parois, soit par agrandissement de ses cavités; ou bien encore à une *endocardite*, qui est l'inflammation de la membrane interne du cœur; ou à une *cardite*, maladie des valvules du cœur; ou enfin à une *artérite*, ou inflammation des artères, *phlébite*, ou inflammation des veines, etc., toutes ces maladies, recevant leurs causes des mauvaises élaborations digestives, réclament un même traitement.

Certains effets, qu'on supposait des causes, n'ont jamais déterminé des maladies graves. On ne peut donc appeler causes prédisposantes que celles provenant d'un mauvais chyle et de la faiblesse de l'appareil digestif.

Voici l'énumération des effets qu'on est dans l'habitude d'appeler causes: les coups, les chutes, l'usage de boissons glacées le corps étant en sueur, les fortes passions ; ainsi que d'autres qui ne sont elles-mêmes que le résultat des mauvaises élaborations d'un mauvais chyle, telles que : rétrocession de la goutte, rhumatisme, extension au péricarde de l'inflammation de la plèvre et du poumon, etc., etc.

Les symptômes de ces diverses maladies sont encore les mêmes : douleur plus ou moins aiguë, fixe et profonde, dans la région du cœur, qui augmente par la pression et s'exaspère par intervalle ; confusion des battements de cet organe et des artères, quelquefois suppression momentanée de ces battements, défaillances, anxiété précordiale, dyspnée, angoisse, inquiétudes et crainte de la mort, etc. Comme on le voit, les causes et les symptômes ne sont pas différents dans ces affections.

Mais que les effets nous viennent, par exemple, d'un refroidissement le corps étant en sueur, ou des miasmes, ou d'un air méphitique, que ses effets soient absorbés par les pores ou aspirés par l'appareil respiratoire (*poumon*), peu nous importe; s'il n'existe aucune prédisposition et que le tube intestinal continue ses fonctions, il ne pourra en résulter que de simples malaises qui disparaîtront sans laisser de traces : telles, par exemple, qu'une courbature, qui ne peut être assurément considérée que comme simple indisposition caractérisée par une sensation de brisement ou de contusion des membres, l'abattement des forces et une extrême lassitude.

Tout le monde sait qu'elle vient à la suite de travaux ou d'exercices pénibles, et que le repos absolu et les bains la dissipent promptement; que, dans les cas contraires, c'est-à-dire en contact d'une prédisposition qu'on peut appeler cause excitée par l'effet, se développent des symptômes d'une affection plus ou moins grave. Or, il n'existe pas plusieurs causes comme on l'avait cru, il n'y en a qu'une, que le sang, qui l'avait reçu d'un mauvais chyle, est venu déposer dans l'organe le plus faible pour former une affection par le contact d'un ou plusieurs effets. Ainsi, les coups, les chutes, l'usage des boissons glacées le corps étant en sueur, ne

sont pas des causes, encore une fois, mais de simples effets.
qui ne font survenir un mal grave qu'à ceux qui y sont bien
prédisposés ; car on voit tous les jours des personnes recevoir des coups, faire des chutes, prendre des glaces au fort
de l'été, le corps étant en sueur, sans qu'il survienne rien
de grave : preuve donc bien évidente que ce ne sont que
des effets. C'est, comme on peut ici le comprendre, faute
d'entendement sur les prédispositions aux maladies, que l'on
prend l'effet pour la cause, les prodromes pour les symptômes, que les hommes de l'art sont dans l'impossibilité de
s'entendre, et, après de longues et banales discussions, s'ils
se mettent d'accord, c'est moins dû à ce qu'ils se sont compris qu'aux aimables concessions qu'ils se sont faites.

Mais, ayant parlé des effets et des causes ou prédispositions, nous devons dire ce que c'est qu'un prodrome, un
symptôme et un signe.

On appelle prodrome d'une maladie le temps qui la précède immédiatement, et dans lequel se manifestent déjà les signes pré-
curseurs.

On appelle symptômes les divers phénomènes qui surviennent
dans une maladie, les changements ou altérations de quelques
parties du corps ou de quelques-unes de ses fonctions produites
par une cause morbide et perceptibles aux sens. C'est par l'ensemble et la succession des symptômes qu'on reconnaît la maladie. Les symptômes deviennent des signes dans l'esprit de l'observateur qui les apprécie. La migraine, par exemple, peut être
un prodrome et ensuite un symptôme d'une maladie grave. Cette
affection exprime une douleur de tête vive, lancinante, superfi-
cielle ou profonde, n'occupant qu'un côté de la tête, particulièrement l'une des régions temporales et orbitaires, sujette à des retours périodiques réguliers, et compliquée toujours de troubles
des fonctions digestives; mais ne présentant aucun danger et
disparaissant promptement si on remédie aux fonctions de l'appareil digestif. (V. *Sympathies de l'appareil circulatoire,* p. 159.)

Mais supposons des miasmes tels que ceux des temps du *choléra* ou d'une *peste*. Oh! alors, ces effets agissent ici en conséquence, et n'importe quel organe des fonctions digestives se laisse affecter le premier, que ce soit l'*estomac* ou les *intestins*, le *foie* ou la *rate*, et quelquefois tous ensemble, l'effet d'un air pestiféré, agissant alors avec une telle vigueur, déterminera l'inflmmation, suspendra les fonctions de l'appareil digestif, même les sécrétions, à tel point que le *pancréas* et surtout le *foie* ne fourniront plus leurs fluides aux digestions, les selles seront rendues blanches comme du riz, remarques assez générales dans les *cholériques*, ainsi que celle de la teinte bleuâtre, qui ne vient que du défaut de l'hématose. (Voir *Hématose*, p. 36.)

Et c'est ainsi que ces phénomènes s'expliquent dans cette affection : l'estomac, les intestins et surtout les *sécrétions* des muqueuses, du *foie*, du *pancréas*, etc., cessant leurs fonctions, il en résulte une paralysie du nerf *grand sympathique* ou système nerveux *végétatif*. (Voir *Grand sympathique*, p. 123.)

Et comme les appareils respiratoire et circulatoire reçoivent des nerfs du sympathique, la paralysie se propage de proche en proche aux nerfs de ces appareils, et il en résulte que l'hématose non-seulement ne se fait plus et donne lieu à cette teinte bleuâtre, mais que le malade se voit mourir par l'appareil de la vie de relation restant presque comme dans l'état normal. C'est donc l'asphyxie et la paralysie des organes soumis à l'influence de la vie végétative, qui viennent mécaniquement donner lieu à la mort. Mais puisque la cause ou les désordres avaient pris source dans l'appareil digestif, c'est dans cet appareil même qu'il faut porter remède, à condition qu'on n'attendra pas trop long-temps.

Chose curieuse! que de malades guéris, pardon de l'expression, par pur instinct, en buvant des liqueurs fortes, café, rhum, etc., etc.; et cela en stimulant l'appareil digestif, qui recommençait ses fonctions et ne donnait pas le temps de paralyser les nerfs du grand sympathique que nous décrivons plus loin, p. 123, et *Pneumo-gastrique*, p. 117.

Il nous reste maintenant à parler de l'appareil nerveux.

SOMMAIRE DU SYSTÈME NERVEUX

Et des organes des facultés intellectuelles.

Physiologie. 65
De la tête. 66
Observations. 66
Du crâne. 67
Observations. 67
De la face. 69
Observations. 70
Appareil nerveux du cerveau 72
Appareil du fluide nerveux, du sentiment et du mouvement (cerveau). . . . 73
Du corps calleux. 74
Ventricules du cerveau. . . 74
Fonctions du cerveau. . . 75
Observations. 76
Du cervelet. 77
Tente du cervelet. 78
Fonctions du cervelet. . . . 78
Physiologie du cerveau et du cervelet. 79
De la moelle épinière. . . . 83
Fonctions de la moelle épinière. 84
Du système nerveux en général. — Des nerfs. . . . 84
Appareil nerveux conducteur du mouvement et du sentiment. 87
Du fluide nerveux. 88

Observations.—Influence et action du fluide nerveux sur tous les organes en général. 89
Des nerfs encéphaliques, nerfs crâniens, nerfs des sens. 91
Nerfs olfactifs. 93
Sympathies du nez, des nerfs olfactifs et de la membrane pituitaire. 94
Des nerfs optiques, — moteur oculaire commun, — pathétique. 96
Nerf moteur oculaire externe 97
Observations. 97
Fonctions de l'organe sensitif de l'œil. 99
Sympathies des organes du sens de la vue. 100
Nerf facial (trijumeaux).. . . 101
Observations. 102
Nerf glosso-pharyngien. . . 103
Nerf hypoglosse. 103
Observations. 103
Fonctions de la langue. . . 104
Sympathies de la parole, de la voix. 106
Nerf facial. 108
Fonctions des nerfs qui se distribuent aux muscles

de la face. 108
Observations. 109
Nerf acoustique. 112
Observations. 112
Fonctions de l'oreille et de
l'organe sensitif de l'audi-
tion. 114
Sympathies de l'audition. . . 115
Nerf pneumo-gastrique. . . 117
Sens du toucher. — Deuxiè-
me plexus cervical. . . . 118
Observations. 118
Fonctions du toucher. . . . 119
Sympathies du toucher (tact). 120
Des nerfs vertébraux. . . . 121
Des nerfs de la vie organique,
grand sympathique. . . . 123
Des ganglions. 124
Du plexus solaire et des
plexus ; ses usages. . . . 125
Sympathies du nerf tris-
planchnique ou grand
sympathique. 125
Observations. 126
Du plexus cœliaque. 130
Plexus sous-diaphragmati-
que. 130
Plexus mésentérique. 131
Sympathie du tube intesti-
nal. 131
Plexus lombaires. 140
Plexus sacré ou sciatique. . 140
Plexus hypogastrique. . . . 141
Plexus spermatique. 141
Des organes de la génération. 141
Appareil génital chez l'hom-
me. 142
De la prostate. 142
Du testicule. 142
Des vésicules séminales. . . 143
Du sperme. 143
Appareil génital de la fem-
me. 144
De l'utérus. 144
Des trompes. 145
Des ovaires. 145
Fonctions des organes géni-
taux. 145
Grossesse ou gestation. . . 146

De l'œuf humain. 147
De l'accroissement du fœtus. 148
Accouchement. 148
Sympathies des organes gé-
nitaux et de l'utérus. . . 150
Observations. 153
Plexus hépatique. 154
Sympathies du foie. 154
Plexus rénal. 155
Sympathies des reins. . . . 156
Plexus pulmonaire. 156
Sympathies de l'appareil res-
piratoire (poumon). . . . 157
Plexus cardiaque. 158
Plexus coronaire. 158
Sympathies de l'appareil cir-
culatoire (cœur , vais-
seaux sanguins). 159
Lipothymie. 159
Syncope. 159
Plexus choroïdes. 162
Sympathies du cerveau et
du cervelet. 162
Sympathies des organes des
sens avec les gestes. . . . 164
Sympathies du siége des ges-
tes ou des parties qui ser-
vent particulièrement aux
facultés intellectuelles. . . 166
Quelques détails sur ce qu'on
entend par maladies chi-
rurgicales ou pathologie
externe. 168
De quelques considérations
sur les maladies. 171
Quelques considérations gastrites secondaires ou sympathiques. 173
Du rhumatisme. 174
De la goutte. 177
Des dartres (herpès). . . . 179
De la gale (scabies). . . . 182
De la syphilis. 183
Remarques sur les moyens de
combattre les maladies du
tube intestinal et de toutes celles qui en dépen-
dent. 185

DÉCOUVERTE MÉDICALE

ET PHYSIOLOGIQUE

SUR LES FACULTÉS DES SENS QUI, PAR SYMPATHIE, FORMENT EN-
SEMBLE CE QU'ON APPELLE COMMUNÉMENT LES FACULTÉS IN-
TELLECTUELLES,

Par P. BASSAGET

Et plusieurs de ses confrères Docteurs en médecine,

Élèves des Hôpitaux et Hospices civils et militaires et de la Faculté de
Médecine de Paris.

Où il sera démontré jusqu'à l'évidence que le parenchyme du
cerveau n'est pas le siége de l'intelligence, mais le point de départ des nerfs, et que ce sont les nerfs des sens qui perçoivent les
facultés de perceptions, de conceptions, de sentiments et de
penchants, par conséquent des facultés intellectuelles.

Contre toute opinion reçue jusqu'à nous, telle est notre conviction : le *cerveau* n'est que l'appareil sécréteur du fluide nerveux des
nerfs, de la vie de relation (*système locomoteur*); le *cervelet* n'est
pas non plus l'organe coordonnateur des facultés intellectuelles,
encore moins le siége de la progéniture, comme le prétendait Gall,
mais l'appareil sécréteur du fluide nerveux de la vie organique
(*grand sympathique*). Les *ventricules* du cerveau et du cervelet
sont les réservoirs du fluide nerveux; la *moelle épinière* et les
nerfs, des organes conducteurs du fluide nerveux propre aux
fonctions générales de l'*économie*.

5

DÉCOUVERTE MÉDICALE

ET PHYSIOLOGIQUE

SUR LES FACULTÉS DES SENS QUI, PAR SYMPATHIE, FORMENT EN-
SEMBLE CE QU'ON APPELLE COMMUNÉMENT LES FACULTÉS IN-
TELLECTUELLES. (Voir, page 1, l'*Avis important sur la décou-
verte*.)

DE LA TÊTE.

La tête est chez l'homme la partie la plus élevée; elle le
couronne, et c'est elle qui lui transmet ce caractère de noblesse et de grandeur qui devait, en effet, briller sur le front
du maître de la terre.

La tête a la forme d'un sphéroïde allongé d'avant en arrière et aplati sur les côtés. Elle surmonte le squelette, est
soutenue par la colonne vertébrale avec laquelle elle s'arti-
cule, et se divise en crâne et en face.

OBSERVATIONS.

Une grosse tête ne suppose pas un cerveau très volumineux, et un cerveau très volumineux un esprit de premier
ordre.

Une tête fort grosse appartient souvent à un individu d'esprit médiocre ou dénué de tout esprit, et une tête moyenne
souvent à un homme de génie. Notre intelligence n'est pas
la conséquence de ces conditions matérielles, quoiqu'elle
n'en soit pas absolument indépendante; la pensée n'est pas
la fonction d'un organe; l'énergie plus ou moins grande de

nos facultés intellectuelles n'est pas subordonnée au volume plus ou moins considérable de la masse encéphalique.

DU CRANE.

Nous entendons par crâne la boîte osseuse qui renferme le cerveau.

Les principales considérations relatives au crâne nous paraissent être sa formation, son épaisseur, sa forme et son extension.

Comme le disait si éloquemment le grand Rousseau, il faut que le crâne soit façonné en dehors par les sages-femmes, en dedans par les philosophes : il ne serait pas bien tel que la nature nous le donne.

Le crâne est une cavité ovalaire dont le grand diamètre est antéro-postérieur, la grosse extrémité en arrière, formant la partie supérieure et postérieure de la tête, renfermant l'encéphale (cerveau) ; et composé en avant par l'os *frontal* ou *coronal* ; sur les côtés et en haut par les os *pariétaux* ; sur les côtés et en bas par les os *temporaux* ; en arrière par l'os *occipital* ; en bas et en avant par l'os *ethmoïde* ; en bas et en arrière par l'os *sphénoïde*. En outre, le temporal contient les quatre osselets de l'*ouïe*, et quelquefois l'on voit entre les os du crâne des os irréguliers appelés wormiens.

Observations.

Les crânes des aliénés furieux atteints de monomanie suicide par mélancolie, sont, pour la plus grande partie, plus épais et plus durs, et s'ils ne sont pas plus épais, ils sont souvent d'une dureté égale à celle de l'ivoire. Gall croit remarquer cette circonstance d'organisation. Le même observateur a vu que, dans la vieillesse, le crâne s'épaissit ; la lame externe gardant son ancienne configuration, l'interne seule suit la diminution du cerveau.

Mais nous avons remarqué aussi que chez des jeunes sujets le crâne n'est pas uniforme dans son épaisseur ; ses parois sont renflées dans certains points et s'élèvent en éminences ; elles peuvent varier selon les espèces et les individus. Nous remarquons enfin que la crânioscopie (*phrénologie*), eût-elle beaucoup plus d'extension que l'on ne croit devoir lui en donner, exigerait un tact très délicat et très exercé ; qu'il y aurait peu de juges compétents en cette matière, et qu'en même temps l'erreur se glisserait aisément dans les considérations de ce genre.

On ne peut pas mesurer les fonctions d'un organe par son volume. En supposant que le volume du cerveau annoncerait une vitalité riche et complète, ce qui ne peut pas être, cette donnée de la phrénologie ne serait pas assez fondée, puisque ce serait seulement d'une manière très générale et en la restreignant par de nombreuses exceptions, que cette proposition serait admissible.

Le volume, même excessif, du cerveau, peut tenir à sa faiblesse ; par conséquent, l'énergie du cerveau ne peut se mesurer par son volume : le cerveau n'étant que l'appareil sécréteur du fluide nerveux, ce ne sera pas à la quantité de ce fluide, mais bien à sa qualité que nous lui devrons son degré d'énergie.

Le cerveau, comme tous les organes, peut, par l'effet des stimulus ou des maladies, acquérir une intensité remarquable de vitalité ; l'effet contraire peut avoir lieu. On voit combien ces propositions incontestables tendent à resserrer ce qu'il pourrait y avoir de vrai dans la phrénologie, et

que lors même que le crâne exprimerait les éminences du
cerveau, on serait encore fort peu avancé. D'ailleurs, si l'on
fait attention au nombre si varié d'idées et à leur combinaison infinie, on se convaincra que l'organologie, telle que la
présentent certains auteurs, ne peut pas rendre raison de ces
phénomènes ; il faudrait admettre autant d'organes (*circonvolutions*) que d'idées ; c'est ce qu'avaient très bien senti les
Cartésiens ; selon eux, chaque idée avait sa fibre nerveuse,
sa trace, sa loge, son mouvement. Le renouvellement de
cette trace, de ce mouvement, par le sang ou par toute autre
cause, amènerait, selon eux, les idées dans toutes leurs combinaisons. Mais rendons justice au système phrénologique,
nous lui sommes redevables de quelques découvertes anatomiques et de bonnes observations physiologiques.

DE LA FACE.

La face forme la moitié antérieure de la tête, et est le
siége de la plupart des organes des sens. Elle est considérée
comme un tableau mobile, donnant l'expression véritable
des qualités qui font le charme de l'espèce humaine, et sur
lequel viennent se peindre les passions intérieures qui tourmentent l'homme dans l'état de santé et les souffrances qui
le minent pendant les maladies. (Voir p. 109.)

Elle forme, avons-nous dit, la partie antérieure de la
tête ; elle est bornée en haut par la cavité du crâne ; latéralement par les apophyses zygomatiques ; en arrière, par la
surface basilaire de l'occipital ; en avant et en bas, par la
mâchoire supérieure et la mâchoire inférieure.

La mâchoire supérieure se compose des deux maxillaires
supérieurs, les deux malaires, les deux os propres du nez,

les os unguis, le vomer, les deux cornets inférieurs et les os palatins.

La mâchoire inférieure n'a qu'un seul os, le maxillaire inférieur. Il faut compter encore parmi les os de la face, la portion frontale de l'os coronal et les trente-deux dents, que l'on peut considérer comme en faisant partie.

Les muscles nombreux de la face sont la plupart destinés, comme nous le démontrerons plus loin, aux organes de la *vue*, de l'*ouïe*, du *goût*, de l'*odorat*, etc. Ses artères lui viennent de la carotide externe, ses veines aboutissent à la jugulaire, et ses nerfs tirent immédiatement leur origine du cerveau.

Observations.

Pour les gens du monde, la face ne se compose que des organes dont un seul coup d'œil suffit pour embrasser l'ensemble : tels sont le *front*, les *sourcils*, les *yeux*, le *nez*, les *joues*, la *bouche*, la *mâchoire* et les *dents*. L'anatomiste, outre ces organes, aperçoit dans la composition de la face une foule d'autres objets, tels qu'un certain nombre de pièces osseuses articulées, ci-dessus décrites, ainsi que la grande quantité de muscles qui donnent à la physionomie la mobilité qu'on lui connaît ; d'innombrables vaisseaux sanguins, qui viennent animer de diverses nuances le coloris de la face ; des nerfs qui communiquent à ses différentes parties le sentiment et le mouvement, etc.

De tout temps, l'excellence de la dignité de la face humaine, qui s'élève vers le ciel tandis que celle des animaux, sans noblesse, sans expression, se courbe bassement vers la terre, a servi de texte aux poètes et aux orateurs. Cicéron emprunte à Platon ses belles pensées sur ce sujet ; et Buffon, après eux, nous montre que « l'attitude de l'homme est celle du commandement, sa tête regarde le ciel et présente une face auguste sur laquelle est imprimé le caractère de sa dignité ; l'image de l'âme y est peinte par la physionomie, l'excellence de sa nature perce à travers les organes matériels et anime d'un feu divin les traits de son visage. » Camper, dans sa dissertation sur les traits du visage, fait observer que l'intelligence est en rapport avec l'ouverture de l'angle facial ; mais il se trompe fortement avec sa règle, tout en étant à peu près vrai pour certains genres d'intelligence et même de savoir, négligeant l'expression de la physionomie.

Que de brutes savantes !

Que l'on suppose, en effet, avec lui, une ligne droite passant à la base du crâne, depuis le trou occipital jusqu'à la racine des incisives supérieures ; puis qu'on tire une autre ligne de cette même racine des incisives supérieures au front de l'homme ou de l'animal qu'on veut examiner, on aura un angle d'autant plus aigu que l'animal sera plus brute, et d'autant plus ouvert, plus voisin de l'angle droit, que l'homme aura de noblesse et d'intelligence. Cela est complètement faux, d'autant plus que la masse encéphalique ne donne ni l'intelligence, ni le jeu et la noblesse de la physionomie, elle n'est utile qu'à l'élaboration du fluide nerveux.

La beauté de la face n'est donc pas tout-à-fait un résultat de simples conventions, ni le fruit du caprice et des goûts particuliers de chaque peuple, comme on le pense.

Puisque la beauté des traits n'est que le résultat du jeu de la physionomie, qui n'est dû qu'à la qualité du fluide nerveux qui l'anime, et que c'est aux dépens de la conception que la perception domine *et vice versâ*.

Or, que d'hommes savants qui échangeraient volontiers leur savoir !

Ainsi, en convenant que la race caucasienne à tein'

blanc, est non-seulement la plus industrieuse et la plus capable d'instruction, mais aussi la plus noble et la plus belle, sa supériorité sur les autres races, prouvée par l'état où elle a porté les sciences, les arts et la civilisation, ne change rien à notre opinion, car le véritable génie consiste, avec peu, à faire beaucoup de choses; que d'hommes font le contraire!...

Ainsi, sans parler de la plupart des animaux, qui ne sont beaux que par les formes générales de leur corps, aucun ne l'est spécialement par sa face, comme l'homme, et après tant de considérations qui nous montrent la supériorité de notre organisation sur celle des autres animaux, il importe d'examiner les traits mêmes de la face humaine, ce miroir vivant de l'âme, où viennent se peindre nos affections, nos penchants, où se décèlent même les lésions profondes de notre économie.

L'homme est tout entier dans sa face; c'est dans la tête que celle-ci puise sa vitalité, et c'est assurément par sa bonne élaboration du fluide nerveux qu'un homme se distingue de ses semblables; un tronc sans tête n'a pas de nom : que d'hommes sans physionomie!...

APPAREIL NERVEUX SENSITIF INTERNE.

Du cerveau (Encéphale).

AVIS IMPORTANT.

La connaissance anatomique du cerveau a marché le plus

lentement, quoique depuis long-temps on soit convaincu de sa haute importance.

C'èst le plus important, en effet, après le tube intestinal, de tous les organes, celui de l'appareil sécréteur du fluide nerveux, source de la vie intellectuelle et morale.

Nous allons démontrer par des preuves les plus convaincantes, que le cerveau n'est pas, comme on l'avait supposé jusqu'à nous, le siége de l'intelligence, mais seulement le point de départ des nerfs de perceptions et de conceptions. Contre toutes opinions reçues, telle est notre conviction : Le cerveau est l'appareil sécréteur du fluide nerveux de la vie de relation (*Système locomoteur*).

Ses ventricules, dont on ignore aussi les fonctions, sont des réservoirs de ce fluide, les nerfs qui en partent des appareils conducteurs du sentiment et du mouvement.

Souvent on appelle cerveau tout l'appareil encéphalique, toute la masse contenue dans l'intérieur du crâne ; d'autres fois, on donne particulièrement le nom de *cerveau* à une portion considérable de cette masse qui occupe toute la partie supérieure et antérieure de la cavité crânienne, ce qui est infiniment mieux et qui fait distinguer l'autre portion que l'on appelle *cervelet*.

Du cerveau proprement dit (Encéphale).

APPAREIL DU FLUIDE NERVEUX, DU SENTIMENT ET DU MOUVEMENT.

Il s'étend du front aux fosses occipitales supérieures : il s'appuie en devant sur les voûtes orbitaires ; en arrière, sur les fosses moyennes de la base du crâne, postérieurement sur la tente du cervelet. La face postérieure de cet organe est divisée, par une scissure médiane profonde (*scissure interlobaire*, etc.), en deux moitiés appelées *hémisphères cérébraux*, qui sont réunies à leur base par un corps qu'on appelle corps *calleux* ou *mésolobe*.

On appelle corps *calleux* ou *mésolobe*, une large bande de substance médullaire, blanche, comme fibreuse, qui réunit les deux hémisphères du cerveau.

Ces hémisphères présentent à leur surface supérieure un grand nombre d'éminences flexueuses, arrondies, ondulées, appelées circonvolutions cérébrales, séparées par des sillons sinueux auxquels on donne le nom d'anfractuosités.

La face inférieure offre d'avant en arrière trois lobes distingués en antérieur moyen et postérieur. Le moyen est séparé de l'antérieur par la scissure de Silvius, et du postérieur, par un sillon peu profond, correspondant au bord supérieur du rocher. Dans son intérieur, le cerveau présente sur la ligne médiane le *corps calleux*, la cloison des ventricules ou *septum lucidum*, la voûte à trois piliers, la glande pinéale et le *ventricule moyen*, et latéralement les *ventricules latéraux*, dans lesquels on rencontre les corps striés, les couches optiques, la bandelette demi-circulaire, les corps frangés, la corne d'Ammon.

Ventricules cérébraux. On appelle ainsi les cavités contenues dans le cerveau, dont les usages sont restés inconnus jusqu'à ce jour. Comme le cerveau est un appareil, que tous les appareils de l'économie ont des *réservoirs*, il est compréhensible que les ventricules du cerveau ne sont rien autre que des réservoirs du fluide nerveux.

Le cerveau est contenu dans une triple enveloppe membraneuse, formée 1° par la membrane *dure-mère*, qui est la
plus externe; 2° la membrane *arachnoïde*, qui est la
moyenne; 3° la membrane *pie-mère*, qui est la plus interne. Ces trois membranes, qui enveloppent tout l'appareil
nerveux *cérébro-spinal*, portent le nom de *méninges*.

Le tissu du cerveau est pulpeux et d'une consistance variable selon les âges.

On distingue deux substances : 1° la substance médullaire,
et 2° la substance corticale.

1° La substance *médullaire* est blanche, elle occupe tout
l'intérieur et la base du *cerveau*; elle est parsemée de ramuscules vasculaires; 2° la substance *corticale* est grisâtre,
plus molle, elle est située perpendiculairement à la surface
de l'organe; elle reçoit aussi beaucoup de rameaux artériels.

La nature intime de ces deux substances est également
restée inconnue, c'est-à-dire qu'on a ignoré jusqu'à présent
les fonctions du cerveau, et que, par une bizarre simplicité,
on a bien voulu nous réserver la gloire d'en faire la découverte.

Fonctions du cerveau.

Nous avons dit que le cerveau, de même que les autres
systèmes nerveux, consiste essentiellement en deux substances différentes : la substance grise (*externe*) et la substance blanche (*interne*).

La substance grise (*externe*) plus ou moins foncée, est pul-
peuse et contient une très grande quantité de vaisseaux sanguins.

Plusieurs anatomistes la regardent même comme un tissu

de vaisseaux sanguins très fins, et c'est on ne peut plus évident ; c'est dans ce tissu même que ces vaisseaux sanguins si déliés, viennent fournir à l'élaboration du fluide nerveux.

La substance grise n'est nullement isolée, elle est toujours inséparable de la substance blanche qui est fibreuse, malgré toute opinion, étonnamment sympathique, et intimement unie par le fluide nerveux aux nerfs de la vie de relation.

Ce fluide nerveux, ainsi séparé du sang, pénètre dans la substance blanche (*interne*), et de là dans les cavités appelées ventricules (*réservoirs du fluide nerveux de la vie de relation*.) (Voir *Sympathies du cerveau et du cervelet*, p. 162.)

Observations.

Tous les anatomistes et physiologistes modernes considèrent le cerveau comme l'origine des nerfs et la source de la moelle épinière ; mais les nerfs et la moelle épinière sont aussi peu des prolongements du cerveau que celui-ci est une continuation de la moelle épinière. Toutes ces parties naissent et existent indépendamment les unes des autres. Les preuves suivantes ne laissent aucun doute de cette vérité.

1° Le cerveau, les nerfs des cinq sens et ceux de la colonne vertébrale, ne sont nullement en raison directe entre eux, ce qui devrait être s'ils étaient des prolongements l'un de l'autre. Le cheval, le bœuf, le cerf, ont le cerveau beaucoup plus petit que l'homme, tandis que leur moelle épinière et leurs nerfs surpassent de beaucoup les mêmes parties de l'homme.

2° La direction des fibres de ces parties prouve évidemment notre assertion. (Voir *Nerfs*, p. 84.)

3° Ces parties existent séparément l'une de l'autre ; dans les animaux de l'ordre le plus inférieur , il y a des nerfs sans cerveau. Dans les monstres des animaux parfaits , manquent tantôt telle, tantôt telle autre de ces parties ; il y a des monstres sans tête, et l'on connaît un exemple d'une tête sans tronc. (*Transactions*, tome 80, page 296.)

Il résulte donc que le cerveau , les prétendus nerfs cérébraux et les systèmes nerveux de la colonne vertébrale ont leur existence par eux-mêmes , et qu'ils sont seulement mis en communication entre eux.

Du cervelet.

Le cervelet est au cerveau comme un est à huit ou neuf (*en poids*). Sa substance est plus molle, plus légère que celle du cerveau.

Gall plaçait dans le cervelet le siége de la faculté génératrice, d'autres l'ont considéré comme l'organe coordonnateur des facultés intellectuelles, et aujourd'hui ma ferme conviction est que le *cervelet* n'est que l'appareil sécréteur du fluide nerveux de la vie organique (*grand sympathique*). Le cervelet, qui est un diminutif du cerveau, est situé dans les fosses occipitales inférieures, immédiatement au-dessous du cerveau, dont il n'est séparé que par un repli de la dure-mère appelé tente du cervelet. Il est, chez la femme, communément plus petit que chez l'homme. Ces différences expliquent parfaitement ce que l'on trouve de dissemblable entre les qualités intellectuelles et morales de l'homme et celles de la femme.

En anatomie, on nomme tente du cervelet un large repli de la dure-mère tendu entre le cerveau et le cervelet.

Cet organe est symétrique et régulier, en rapport avec le
cerveau et la moelle vertébrale, et partagé par une rainure
en deux hémisphères parfaitement semblables et placés sur
un plan horizontal. La face supérieure du cervelet est recouverte par le repli de la dure-mère indiqué ci-dessus. Sa face
inférieure offre, dans son milieu, un enfoncement destiné à
loger l'origine de la moelle épinière. Ses parties latérales
présentent une surface convexe, arrondie, en rapport avec
les fosses occipitales inférieures. En avant, le cervelet offre
un enfoncement qui embrasse la protubérance cérébrale et
l'origine du rachis ; en arrière, on voit un autre enfoncement
qui comprend la faulx du cervelet. A l'intérieur, on remarque
le quatrième ventricule (réservoir du fluide nerveux de la
vie de relation et organique, *grand sympathique*) ; vérité
qui mérite la plus sérieuse attention, à laquelle personne
n'avait jamais pensé avant nous, et qui sera longuement exposée dans l'ouvrage comme une découverte que nous nous
glorifions d'avoir développée le premier.

Fonctions du cervelet.

C'est la première des parties intégrantes de la masse cérébrale ; c'est par lui que nous commençons. Il le fallait ainsi,
puisque c'est par lui, par son élaboration du fluide nerveux,
que commencent les organes de la vie organique dans le sein
de la mère.

Nous avons vu que cet appareil était symétrique et régulier, partagé en deux hémisphères parfaitement semblables,
présentant l'arbre de vie.

On donne ce nom à la disposition que présentent les prolongements de la substance médullaire dans les lobes du cervelet, dis-

position telle, que, lorsque l'on coupe verticalement un de ces lobes, on a une image assez exacte de belles ramifications végétales.

Dans la formation du cervelet, la nature suit à peu près la même marche que pour le cerveau; et c'est dans le cervelet, organe si compliqué et si parfait, que s'élabore le fluide nerveux de la vie organique (*grand sympathique*), de la même manière que dans le cerveau. (Voir page 75, *Fonctions du cerveau.*)

Le cervelet n'est donc pas, comme on l'avait supposé, l'organe coordonnateur des facultés intellectuelles, et encore bien moins le siége de la progéniture, comme le prétendait Gall (Voir page 87, *Sympathies des organes génitaux*), mais l'appareil sécréteur du fluide nerveux de la vie organique, vie végétative (*grand sympathique*). Son ventricule, dont on ignore aussi les fonctions, est un réservoir de fluide nerveux et les nerfs qui en partent des organes conducteurs du fluide sympathique propre aux fonctions des appareils, tels que ceux de l'*estomac*, du *foie*, de la *rate*, du *cœur*, du *poumon*, etc., etc. (Voir *Sympathies du cerveau et du cervelet*, p. 162.)

PHYSIOLOGIE

DU CERVEAU ET DU CERVELET.

On s'est borné à dire, en général, que le cerveau est l'organe de l'intelligence ou, selon d'autres, le siége de l'âme.

Nous éviterons surtout toutes les discussions sur le siége de l'âme; nous nous en tiendrons à déterminer les appareils matériels à l'aide desquels la manifestation des propriétés de l'âme et de l'esprit devient possible.

La première question qui se présente, c'est de savoir si le cerveau proprement dit, c'est-à-dire sans y comprendre ni la masse nerveuse de la colonne vertébrale, ni les nerfs des cinq sens, est exclusivement l'organe de toute conscience? Cette opinion, soutenue par les anciens philosophes, qui n'avaient pas les moindres notions d'anatomie et encore moins de physiologie du corps humain, pouvait être tolérable ; mais aujourd'hui que la science a fait d'aussi grands progrès, elle ne peut manquer d'être sérieusement combattue par des raisons très plausibles.

Tout mouvement volontaire suppose toujours une irritation perçue ou une réaction avec volonté ; or, pour confirmer l'opinion que toute sensation et tout mouvement volontaire dérivent du cerveau, il faudrait pouvoir alléguer, comme on l'a fait jusqu'à présent, que tous les nerfs ne sont que des continuations, des prolongements du cerveau, et qu'ils y ont leur origine ou leur point central ; mais cette preuve ne peut plus subsister, elle serait contre les lois de la nature, depuis que nous avons démontré que le cerveau ne se prolonge pas dans les nerfs des sens ni dans la masse nerveuse de la colonne vertébrale, que chaque système nerveux est un système propre et particulier, et que l'enchaînement de ces sympathies des branches communiquantes suffit pour expliquer leur influence réciproque. (Voir *Nerfs*, page 84.)

Il y en a qui prétendent avoir des arguments, les uns plus forts, les autres plus faibles, d'après lesquels ils disputent au cerveau la prérogative d'être exclusivement l'organe de la sensation ou du mouvement volontaire. Erreur ; sans nerfs, le parenchyme du cerveau, comme tous les autres organes, est insensible, on ne peut donc pas le regarder comme l'organe de la sensation, et si chaque sens produit sa sensation particulière, par exemple l'odorat, la vision, l'ouïe, le goût, etc., etc., et qu'on sente différemment les passions, comme l'amour, la compassion, l'orgueil, etc., et enfin toutes les facultés de perceptions et de conceptions, etc., cela est dû assurément moins au parenchyme qu'aux nerfs qui s'y distribuent, qui jouissent chacun d'une faculté propre qui est transmise à tout l'organisme, principalement dans les organes parenchymateux où il existe le plus de plexus nerveux.

Penser et vouloir sont certainement des sensations; personne ne peut nier que la pensée et la volonté n'aient lieu dans les nerfs du cerveau plus que dans tout autre appareil; les nerfs y étant en plus grand nombre, le cerveau est, par la même raison, le plus important aux facultés des sens; de plus, le fluide nerveux y étant sécrété, il est évident que la tête renferme bien plus de sensations à elle seule que les membres et le tronc; vouloir disputer cette vérité, ce serait vouloir nier l'évidence.

Plusieurs autres arguments permettent de supposer que la perception des impressions et même la mémoire de ces impressions existe dans les nerfs des sens : *Odorat, vue, ouïe, goût,* etc., etc.

Chaque nerf, destiné à une fonction particulière, a, de même que le *cerveau* et le *cervelet*, son origine particulière, ses appareils de renforcement, son épanouissement particulier, et forme, par conséquent, un tout. Pourquoi donc, relativement à sa destination, ne formerait-il pas aussi un tout et n'aurait-il pas toute sa sphère d'activité? Mais non, l'homme ne veut pas croire que tout son esprit est dans sa face, quoique cependant quelques-uns consentent à dire, d'après les Anciens, que la figure est le miroir de l'âme.

Si les fonctions des sens avaient lieu dans les parties du cerveau, on donnerait à un organe qui a déjà ses fonctions propres une destination étrangère pour laquelle la nature aurait en vain créé des appareils particuliers.

Dans cette hypothèse, il aurait suffi que les instruments extérieurs des sens, que, par exemple, l'œil eût été mis en communication avec le cerveau de la manière la plus simple ; il aurait suffi que les impressions du dehors eussent été transmises immédiatement à la masse cérébrale, le cerveau aurait achevé le reste de la fonction. (Voyez *Organe de la vue*, page 97.)

Hélas ! mon Dieu, si l'on voulait réfléchir un moment ce que l'*œil* peut voir et définir d'images en quelques secondes; l'oreille entendre et saisir de sons ; le nez sentir, définir, apprécier d'odeurs différentes , etc... Tous ces organes ne sont-ils pas plus que suffisants pour comprendre ce qu'il y a de parfait, de sublime dans la physionomie de l'espèce humaine !.....

Un violon n'a que quatre cordes : réfléchissez à tous les tons de la mélodie et aux airs que l'homme peut exécuter, et jugez ! Concluons que les fonctions des systèmes nerveux sont proportionnées à la perfection de leur organisation particulière, et non à la quantité du cerveau ; en effet, l'aigle, avec un petit cerveau, ne voit-il pas mieux que le chien dont le cerveau est plus gros, et l'odorat de celui-ci n'est-il pas plus subtil que celui de l'homme qui a une masse cérébrale si considérable? Mais l'homme a tant de sens divinement perfectionnés à satisfaire contre un que l'animal a d'exagéré, que ce dernier absorbe à lui seul ce que son cerveau élabore de fluide nerveux. Mais il n'excelle qu'en un sens; l'homme le surpasse quand il veut !

De la moelle épinière (Moelle rachidienne).

La moelle épinière ou moelle vertébrale, n'est pas un prolongement de l'encéphale (cerveau) bien qu'elle semble se continuer avec la protubérance cérébrale jusqu'au niveau du grand trou occipital.

Gall, Spurzheim l'ont considérée comme indépendante du cerveau et formant un tout particulier ; nous nous rangeons à cette opinion. Ces raisons se tirent 1° des renflements qui ont lieu dans chaque origine des nerfs ; 2° de la disposition du volume de ces nerfs dans l'homme et les animaux ; 3° enfin de ce que l'on trouve une moelle épinière sur les animaux qui n'ont pas de cerveau, comme cela a lieu pour les acéphales. Gall et Spurzheim raisonnaient parfaitement juste ; mais cette véritable observation les entraînait on ne peut plus en désaccord avec leur système : qu'importe, poursuivons.

La moëlle descend jusqu'au niveau de la deuxième vertèbre lombaire, sans remplir exactement le canal vertébral. Dans ce trajet, elle présente plusieurs renflements très marqués, et est creusée sur sa face antérieure et sur sa face postérieure d'un sillon qui la partage dans toute sa longueur en deux gros cordons nerveux intimement unis. Ses parties latérales donnent naissance aux nerfs vertébraux. (Voir page 121, *Nerfs vertébraux.*)

La moelle épinière se termine inférieurement par deux renflements : l'un supérieur, ovoïde, plus volumineux ; l'autre inférieur, plus petit et conique, d'où part le faisceau des nerfs lombaires et sacrés improprement appelé la queue de cheval. La moelle vertébrale est formée de deux substances comme le cerveau, l'une blanche corticale, externe à la moelle, interne au cerveau, et l'autre grise, médullaire ou interne, externe au cerveau, enveloppée des mêmes membranes du cerveau ci-dessus décrites, page 75.

Fonctions de la moelle épinière.

On peut regarder la moelle épinière comme l'organe d'une intelligence spéciale qui, comme les nerfs du cerveau, enchaîne sous une même loi, dirige toutes les actions et réactions, tous les phénomènes qui se rapportent aux mouvements et aux sensations ; nous appelons cette faculté de la moelle épinière, intelligence de la vie interne. Il est maintenant reconnu, par le principe des mouvements du corps qui se trouve dans la moelle épinière d'où émanent les nerfs qui se rendent aux diverses parties, que c'est le cerveau qui élabore les fluides nerveux nécessaires à l'accomplissement de ces admirables fonctions.

DU SYSTÈME NERVEUX EN GÉNÉRAL.

Des nerfs.

On appelle nerfs des cordons blanchâtres, composés d'un grand nombre de filaments ou fibrilles, que renferme une membrane particulière de forme cylindrique, et divisés dans leur trajet en branches, rameaux et ramuscules qui se subdivisent en filets excessivement ténus, répandus dans toutes les parties du corps. Ces cordons partent du cerveau et de la moelle épinière, et sont les organes sensitifs, volontaires, organiques et exclusifs des sensations et des opérations de l'entendement. Nulle sensation ne pourrait donc être perçue dans l'économie, s'il n'existait pas de nerfs entre l'encéphale et la moelle épinière et la partie du corps qui reçoit l'action de l'extérieur.

Par conséquent, plus un organe renferme de nerfs et plus il a de fonctions à remplir. Ainsi, un nerf coupé ou lié, les parties auxquelles il se distribue perdent la faculté de sentir et de se mouvoir. Mais cet effet est moins dû à la sensibilité de l'origine des nerfs qu'au fluide qu'ils ne reçoivent plus du cerveau. Par la même raison, si on pratique la ligature ou la section de la moelle épinière dans la région cervicale, le corps en entier perd la faculté de sentir; et de la compression des nerfs ou de leur destruction dans le parenchyme du cerveau, il résulte l'anéantissement de toute espèce de sensation.

Il existe dans l'économie deux systèmes nerveux bien distincts l'un de l'autre. Le premier, exactement symétrique comme tous les organes de la vie, appartient spécialement à la vie animale, on l'appelle appareil de la vie de relation; il est d'une part l'agent qui perçoit toutes les impressions extérieures (*nerfs sensitifs*); de l'autre, il est le conducteur de la volonté aux organes du mouvement (*nerfs locomoteurs*. Ces nerfs sensitifs et locomoteurs se distribuent plus ou moins et sans distinction à tous les organes de l'économie, et ont pour appareil du fluide nerveux le parenchyme de l'encéphale (*cerveau proprement dit*). Le deuxième appartient à la vie organique ou ganglionnaire, il distribue des filets d'abord à tous les nerfs des organes des sens, odorat, vue, ouïe, goût, etc., ensuite se distribue aux appareils digestif, circulatoire, respiratoire, sécrétoire, etc., et a pour appareil sécréteur du fluide nerveux le parenchyme du cervelet; enfin, c'est lui qui forme le grand sympathique. (Voir page 123, *Grand sympathique*, et page 125, *Sympathies*.)

Chaque ganglion, dit Bichat, est un centre particulier indépendant des autres par son action, fournissant ou recevant des nerfs particuliers et n'ayant rien de commun, si ce n'est par les anastomoses, avec les organes analogues. La puissance nerveuse dans cette doctrine n'a aucune influence sur les mouvements du cœur, et les viscères de la vie organique sont le siége exclusif des passions.

Telle est la doctrine de Bichat. Il la développe avec un art extrême, il la présente sous toutes les formes, il l'appuie sur les raisonnements les plus convaincants. Ces deux systèmes nerveux, qu'il décrit isolément, sont entièrement indépendants l'un de l'autre, et nous pouvons dire loyalement que c'est à lui que nous devons en grande partie l'honneur de la découverte que nous soumettons, et nous la partageons avec lui.

Tous ces aperçus sur le siége des passions et les fonctions du cerveau sont aussi justes qu'ingénieux : cette distinction des deux vies, l'une de relation ou animale, l'autre intérieure ou organique, fait plus que séduire l'esprit, elle frappe l'imagination et l'éclaire du flambeau de la vérité ; et cependant ses misérables détracteurs voudraient encore démentir la véracité de ces faits. Ils nous disent : Nous partagions, en vérité, les erreurs de Bichat ; mais les belles expériences de Legallois ont dissipé notre illusion, nous avons pensé que la vie organique était absolument indépendante du cerveau. Et, sans doute, qui dit le contraire ? Nous nous efforçons seulement d'ajouter qu'on a omis que le cerveau est l'appareil sécréteur du fluide nerveux de la vie animale et non le coordonnateur des nerfs encéphalo-rachidiens, de même pour le cervelet qui n'est que l'appareil sécréteur du fluide nerveux de la vie organique et non l'organe de la progéniture, comme l'avaient rêvé Gall et ses disciples, et encore moins l'organe coordonnateur du grand sympathique ; mais, je le répète après Legallois, il est prouvé jusqu'à l'évidence que la vie organique est absolument indépendante du cerveau.

APPAREIL NERVEUX.

—

Appareil conducteur du mouvement et du sentiment.

Cet appareil comprend les nerfs encéphaliques et les nerfs rachidiens.

Les physiologistes prétendaient d'abord que l'intelligence de l'homme était en raison du volume de son cerveau, proportionnellement plus considérable chez lui que chez toutes les autres espèces animales ; mais des recherches exactes ont démontré qu'ils raisonnaient d'après un principe mal établi.

Sœmmerring a observé que le rapport du volume entre le cerveau et le système nerveux est chez l'homme inverse de celui des quadrupèdes ; c'est-à-dire que le cerveau des animaux est remarquable non-seulement parce qu'il est plus petit que chez l'homme, mais aussi par le petit nombre de filets nerveux qui en émanent. Il ne compare point le volume de l'encéphale à celui du corps, mais à celui du système nerveux. Or, les animaux ayant un cerveau peu volumineux, infiniment moins de fibrilles nerveuses et des nerfs plus gros, doivent nécessairement avoir des facultés intellectuelles bien inférieures à celles de l'homme.

Nous allons commencer par la description des nerfs du

cerveau, ensuite des nerfs rachidiens. Il ne sera pas question de l'origine des nerfs dans le cerveau et rachidiens.

Le mot origine est une expression métaphorique qui signifie la partie d'un nerf la plus voisine du cerveau ou de la moelle épinière. Le cervelet ne fournit aucun nerf, non plus que le cerveau ; ils ne doivent donc être considérés que comme des appareils sécréteurs du fluide nerveux. Exposons rapidement l'état actuel de la science anatomique sur les nerfs encéphaliques.

Du fluide nerveux.

C'est un fluide subtil, invisible, que les Anciens appelaient esprit vital, contenu dans les nerfs et consommé par les sensations.

D'après notre opinion bien établie, comme nous l'avons déjà dit, ce fluide, sécrété par l'appareil encéphalique, est versé dans le réservoir qu'on appelle en anatomie ventricule, pour être ensuite communiqué aux nerfs.

Le *cerveau* proprement dit, n'est donc que l'appareil sécréteur du fluide nerveux de nerfs de la vie de relation (*système locomoteur*).

Le *cervelet* n'est pas non plus l'organe coordonnateur des facultés intellectuelles, encore moins le siége de la progéniture, comme le prétendait Gall, mais l'appareil sécréteur du fluide nerveux de la vie organique (*grand sympathique*).

Les *ventricules* du cerveau et du cervelet sont le réservoir du fluide nerveux, la moelle *épinière* et les *nerfs* des organes conducteurs du fluide nerveux propre aux fonctions générales de l'économie. Selon toute apparence, ce fluide ne circule pas dans les nerfs comme le sang dans les artères et les veines ; mais il est retenu, comme le fluide électrique dans les corps électriques, par communications isolées, tandis que toutes les autres parties du corps animal sont des corps cohibants : les faisceaux qui émanent de la partie antérieure de la moelle sont les agents de la contraction musculaire, tandis que la sensibilité animale a pour agents les faisceaux nerveux qui naissent de la partie postérieure.

OBSERVATIONS.

Influence et action du fluide nerveux sur tous les organes en général.

C'est dans les nerfs que réside exclusivement la faculté de percevoir, et non dans le cerveau, comme le prétendent les hommes de la vieille école. Il serait absurde de considérer les nerfs comme des agents passifs dans les sensations, ou de les regarder seulement comme des conducteurs du fluide nerveux venant du cerveau, ou comme des conducteurs d'une matière fournie par les agents externes, ou bien encore comme les réservoirs d'une matière qui ne serait ébranlée que par ces mêmes agents. Dans l'exercice de la contractilité animale, leur rôle consiste à transmettre aux muscles ou organes les ordres de la volonté.

On a établi trois espèces de sensations : 1° les extérieures, 2° les intérieures, 3° les spontanées. Suivons le même ordre pour prouver qu'elles ne sont point sous l'influence du cerveau, mais seulement des nerfs. 1° Les sensations extérieures sont générales ou spéciales : générales, lorsqu'elles ont leur siége dans la peau ou les membranes muqueuses ; spéciales, lorsqu'elles sont relatives à certains corps extérieurs : ainsi l'œil perçoit la lumière, l'odorat les odeurs, etc., et

ces deux ordres de sensations sont sans contredit exclusivement sous l'influence de l'action nerveuse (*organes des
sens*).

2° Les sensations intérieures n'ont nullement leur siége
dans le cerveau non plus que les précédentes, mais elles
sont sous l'influence de l'action nerveuse. Tantôt elles sont
excitées par les besoins que les organes ont d'agir, tantôt
elles naissent pendant l'action des organes ; elles se développent quelquefois lorsque ces organes ont agi ; enfin, elles
peuvent se manifester pendant le cours des maladies. Les
nerfs ne peuvent transmettre les moindres impressions, tant
internes qu'externes, à l'encéphale ; ils vont seulement y
puiser le fluide nerveux. Le cerveau ne peut pas être l'organe pensant, parce qu'il sécrète le fluide nerveux, puisqu'il ne fonctionne que sous l'influence et la puissance de
l'action nerveuse de la vie organique (*ou végétative, grand
sympathique*), et que les organes sécréteurs sont en général presque insensibles : le cerveau, d'ailleurs, est lui-même
insensible ; par conséquent, il ne peut sentir, ni penser, encore moins concevoir.

3° Il existe enfin des sensations spontanées qui ne diffèrent des deux premières espèces que par leur cause ; et cette
cause est un changement survenu dans les nerfs ou dans les
sécrétions du fluide nerveux, par un état anormal de l'encéphale (*cerveau*), sans aucune provocation extérieure, souvent par l'appauvrissement du sang (*anémie*), qui ne provient alors que des mauvaises fonctions des digestions, qui
élaborent imparfaitement le chyle qui sert journellement de
matériaux, non-seulement à l'élaboration du fluide nerveux
sécrété dans l'encéphale, mais à nourrir tous les organes en
général, comme nous l'avons prouvé, page 51.

DES NERFS ENCÉPHALIQUES.

—

Nerfs crâniens, nerfs des sens.

On leur a donné des noms tirés de leurs fonctions ; ils sont au nombre de douze de chaque côté, symétriquement disposés, et doivent être considérés comme les nerfs des sens, par conséquent, des facultés intellectuelles.

Nous allons énumérer chacun de ces nerfs et les appareils auxquels ils se distribuent, qui, par leur centre sensible, sont destinés à nous faire connaître et apprécier les divers corps de la nature qui se trouvent en contact avec nos sens.

Nous disons qu'ils sont au nombre de douze paires : 1° nerfs *olfactifs ;* 2° *optiques* ; 3° *moteur oculaire commun ;* 4° *pathétique ;* 5° *trifacial* ; 6° *moteur oculaire externe ;* 7° *facial ;* 8° *acoustique ;* 9° *glosso-pharingien ;* 10° *pneumo-gastrique ;* 11° *hypoglosse* ; 12° *spinal.*

Ces nerfs ne seront pas décrits dans l'ordre de 1re, 2e, 3e paires, etc., parce que, par exemple, l'organe de la vue reçoit non-seulement le nerf optique, mais des nerfs et des rameaux de la 3e, 4e, 5e, 6e paires, etc. L'organe du goût, également, en reçoit de la 5e, 9e, 11e paires, etc. ; mais on les trouvera décrits par leurs noms, numéros et usages.

1re *Paire.*

Nerfs olfactifs.

Ils sortent du crâne et viennent se répandre dans toute la membrane pituitaire qui tapisse le nez.

La membrane fibro-muqueuse appelée *pituitaire,* se déploie sur toutes les éminences et dans toutes les anfractuosités des fosses nasales. Elle reçoit une multitude de vaisseaux sanguins et les nerfs *olfactifs*, et est le siége de l'odorat.

Nous ferons remarquer de suite que le cerveau n'est pas le siége de l'odorat : il nous sera aussi facile de le démontrer également pour les autres *sens*, ce qui prouvera de la manière la plus convaincante que le cerveau n'est pas le siége de l'intelligence.

Observations.

Le nez proprement dit est le trait le plus apparent de la face ; cet organe a une structure complexe et est le siége de l'odorat ; étant doué d'une sensibilité générale très développée, faisant partie à son origine des voies aériennes, servant à la fois à la respiration, à la voix et à la parole, nous devons considérer cet instrument comme un des mieux organisés de la face humaine. Il est de plus un organe de sécrétion qui en fait un des émonctoires remarquables de l'économie ; associé à des sympathies étendues, il mérite tant d'intérêt qu'il serait presque impossible de définir ici l'immense fonction physiologique qu'il exerce sur les autres sens.

Le nez contribue beaucoup par sa forme à la beauté et à la régularité des traits du visage, par celle-ci et plus encore par ses mouvements variés, il donne à l'expression intellectuelle du visage ce cachet de grandeur qui appartient à la physionomie de l'homme.

Cet organe sert encore et contribue, par divers autres mouvements, soit à l'exercice des sens de l'odorat, soit à faire connaître les impressions de l'âme dont l'expression appartient à la physionomie. Remarquons toutefois, à ce sujet, qu'il est beaucoup moins utile à l'expression du visage que l'*œil* et la *bouche*, mais qu'il est bien plus sensitif

sous tous les rapports que ces derniers ; car, dans ses fonctions, il fait plus que sentir les odeurs, il sent les idées,
les combine, les distille, s'il m'est permis de m'exprimer
ainsi ; enfin, fait de toute chose, par sa prodigieuse fonction,
un être vivant !

Le nez se meut et se fronce toutefois dans le sentiment
d'horreur ou de vive répugnance que nous pouvons ressen-
tir, et il prend une grande part à l'expression particulière
du dédain et du mépris par l'élévation de ses ailes, qui
s'unissent alors avec celles de la lèvre supérieure. Le nez se
resserre, s'amincit dans la crainte et dans l'étonnement, et
il s'allonge véritablement alors avec la plupart des traits
du visage ; de là l'expression populaire et connue, *avoir
un pied de nez*, qu'on applique, comme on sait, aux gens
désappointés, surpris ou stupéfaits ; enfin, on ne saurait exa-
gérer les connexions qui peuvent exister entre telle ou telle
disposition du nez et l'état des facultés intellectuelles ; nous
pensons qu'on ne pourrait jamais, en suppositions, aller au-
delà du vrai.

Nous ne continuerons pas de nous étendre sur les formes
du nez, beaucoup s'en sont occupés, on aurait du reste des
volumes à écrire sur ce sujet d'observation ; nous nous con-
tenterons seulement de dire qu'il est un des organes des sens
indispensables à la combinaison de toute idée, et que, par
conséquent, combiné aux autres sens, il contribue aux sensations ou facultés intellectuelles.

Fonctions des nerfs olfactifs et de l'organe sensitif de l'odorat.

L'air chargé d'effluves odorantes est attiré par l'inspiration, passe dans les fosses nasales pour se précipiter dans les

poumons. Dans ce trajet, la chaleur raréfie et *sublime* en quelque sorte les corpuscules odorants vers la voûte nasale, où les mucosités les enchaînent et les fixent sur les extrémités nerveuses épanouies dans la membrane pituitaire.

L'impression agréable des odeurs nous flatte, précède le goût dans l'exploration des aliments ; enfin, tout le monde connaît son influence sur le système nerveux.

Lorsque les odeurs plaisent, la bouche se ferme : on inspire seulement par le nez, où l'air entre par de petites aspirations répétées ; l'expiration se fait par la bouche pour ne pas troubler la sensation. Le contraire a lieu lorsque nous sommes placés au milieu d'un air impur et altéré par des odeurs fétides ; mais ce qui contrarie le plus cette fonction, c'est le mauvais état des digestions qui donne lieu à un enchifrènement (*coryza*).

Sympathies du nez, des nerfs olfactifs et de la membrane pituitaire.

Nous pourrions rapporter à cet ordre toutes les sympathies et réciproquement celles de l'olfaction aux autres appareils, et ce serait, en effet, le moyen de prouver que de toutes ces sympathies naissent les combinaisons des facultés intellectuelles.

Rapportons seulement à cet ordre de sympathies la migraine, qui suit l'impression causée par beaucoup d'odeurs fortes ; le vomissement, la nausée, le ptyalisme, qu'amène celle des odeurs fétides ; la syncope, qui résulte d'odeurs fragrantes ou même douces, mais qui répugnent à l'idiosyncrasie.

Les sensations olfactives, produites dans la vacuité de l'estomac par des aliments qu'on aime, excitent le goût, font venir comme on dit l'*eau à la bouche*, et réveillent l'appétit.

C'est encore par la sympathie, qui trouve sa source dans les impressions olfactives agréables, comme celle des parfums et des fleurs, que les sensations de cette dernière espèce réveillent les facultés intellectuelles, et, suivant J.-J. Rousseau (*Emile*, tome 1, page 367), peuvent si particulièrement exalter l'imagination, que ce philosophe a cru, comme on sait, pouvoir attribuer à l'odorat d'être le sens particulier de l'intelligence.

Les mauvaises odeurs éteignent le génie, et, suivant Tissot (*Maladies des gens de lettres*), abattent l'âme.

L'effet sympathique excitant ou débilitant que les impressions olfactives exercent sur les organes génitaux, avait particulièrement attiré l'attention de Cabanis. Cette sympathie, qui, dans la plupart des animaux, s'exerce avec tant d'empire, que la moindre odeur de la femelle met aussitôt le mâle en rut, nous paraît, dans l'espèce humaine, non-seulement peu prononcée, mais tout-à-fait indirecte. Pour rétablir les fonctions du cerveau, du cœur et du poumon momentanément suspendues dans l'apoplexie légère, la paralysie, les convulsions, la syncope et l'asphyxie, l'ammoniaque, le vinaigre et quelques vapeurs non moins stimulantes, agissent sympathiquement d'une manière plus ou moins sûre dans ce genre d'affection.

Dans tout le peu d'exemples de sympathies que nous venons d'examiner, la membrane pituitaire est le point de départ de l'irradiation sympathique : toutes les autres facultés des sens ont de même leur siége d'irradiation ; ce sont des sympathies de tous ces points plus ou moins sensitifs que naissent ces belles pensées, cette fertile conception chez l'homme, mais plus ou moins modifiées par le bon ou mauvais état des digestions.

2e Paire.

Des nerfs optiques.

Ces nerfs sont très volumineux, mous et pulpeux dans la substance même du cerveau, arrivant dans l'orbite par les parties postérieures de l'œil, percent la sclérotique et la choroïde, et se terminent en donnant naissance à la rétine qui paraît être en partie le résultat de leur épanouissement.

3e Paire.

Nerf moteur ocu aire commun.

Ce nerf va se distribuer à plusieurs muscles de l'œil qu'il fait mouvoir, et surtout à la paupière supérieure, qui a pour usage d'intercepter la lumière et de suspendre volontairement la vision. Les paupières protégent l'œil et en facilitent les mouvements.

4e Paire.

Nerf pathétique.

Ce nerf, après avoir abandonné le cerveau, pénètre dans l'orbite pour se distribuer à un seul muscle qui porte les noms d'*oblique*, *pathétique* ou rotateur de l'œil.

Le nom de ce nerf qui fait agir ce muscle en faisant tourner l'œil en haut, indique l'idée que les Anciens avaient eue de le surnommer ainsi (*pathétique.*)

6ᵉ *Paire.*

Nerf moteur oculaire externe.

Abandonne le cerveau et se dirige dans l'orbite pour se distribuer au muscle abducteur de l'œil. Il porte l'œil en dehors, et est appelé abducteur par opposition à un autre muscle (adducteur) qui porte l'œil du côté du nez.

Observations.

L'œil, le plus bel ornement de la figure humaine, est l'un des sens le plus précieux; il est l'organe immédiat de la vision, situé chez l'homme à la partie latérale et supérieure de la face; il occupe la plus grande partie de la cavité orbitaire, c'est ainsi qu'il est défendu contre les atteintes des corps extérieurs. Cet organe fixa pendant long-temps l'attention des anatomistes de l'antiquité. Hippocrate, qui a dit d'excellentes choses sur les inductions séméiotiques que peut fournir l'inspection des membranes de l'œil, ne paraît pas cependant les avoir connues avec précision. Galien savait que la rétine était le siège immédiat de la vue, il croyait que la *sclérotique* était une continuation de la membrane *dure-mère*. A une époque plus récente, très voisine de la nôtre, *Duvernay, Albinus,* plus tard *Ribes,* et surtout *Scarpa,* ont porté à un haut degré de perfection l'anatomie du globe de l'œil, au point que nous croyons qu'il ne reste presque plus rien à faire sur l'histoire anatomique de cet appareil.

L'œil contribue beaucoup à l'expression de la physionomie; c'est un sens merveilleux qui ne peut exprimer de pensées qu'elles n'aient été explorées par lui et transmises, avec la rapidité de l'éclair, aux autres sens et réciproquement; et de toutes les images aussi multipliées que diverses que le rhythme

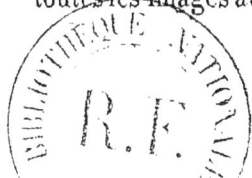

nerveux a senties dans tous les points de l'économie, résulte
cet entendement des facultés intellectuelles.

Le degré d'ouverture des paupières, la couleur des yeux,
la disposition de leurs parties accessoires, spécialement des
sourcils et des paupières, influent beaucoup sur l'impression
de la physionomie, ou pour mieux dire des facultés intellectuelles, un seul sens défectueux met la discordance dans tout
le système nerveux.

Les yeux de certains animaux brillent pendant la nuit d'un
éclat phosphorescent, d'autres voient souvent en plein jour
mieux que l'homme ; mais si l'animal jouissait du sens de la
vue comme l'homme qui raisonne les objets qu'il perçoit en
les appréciant dans leurs formes, leurs volumes, usages,
rapports, etc., enfin, les transmettant aux autres sens aussi
vite que la pensée, il ne pourrait assurément pas rester assez
de fluide nerveux dans l'appareil des sens de la vue de l'animal pour trouver des points lumineux dans ce qui est pour
nous obscurité. Mais concluons que l'œil de l'homme est le
plus parfait ; son seul regard, plein de pensée et d'expression,
met tous les autres sens en action ; ceux-ci subitement sympathisent, s'harmonisent, font d'un corps inerte un être vivant. Enfin, l'œil de l'homme est l'image de l'âme et le travail
de Dieu !

La vision est la sensation qui nous fait distinguer, par le
secours de la lumière, les qualités extérieures des corps.

L'appareil de la vision se compose de parties accessoires et
de parties essentielles : on met au rang des premières l'orbite, les sourcils, les paupières et les follicules sébacés, les
caroncules lacrymales, les voies lacrymales et les muscles de
l'œil. Les deuxièmes comprennent les membranes, les humeurs, les vaisseaux et les nerfs qui constituent essentiellement le globe de l'œil.

Fonctions de l'organe sensitif de l'œil.

La lumière est l'excitant particulier de la vision. De tous les points d'un objet éclairé, partent des cônes de lumière dont la base s'appuie sur la cornée transparente. Chacun de ces cônes a nécessairement trois rayons principaux : un central, qui est l'axe, et deux autres qui en forment les côtés. Le rayon central du cône moyen est nommé axe visuel ou optique. Comme il arrive perpendiculairement sur la cornée, il traverse tout l'intérieur de l'œil et arrive à la rétine sans avoir éprouvé aucune réfraction.

Les deux rayons latéraux du même cône, qui ont une direction oblique, sont réfractés et rapprochés du rayon central, en traversant la cornée qui est convexe et dense ; l'humeur aqueuse leur conserve à peu près cette première convergence. Ils franchissent la pupille, et passent à travers le cristallin, où ils éprouvent une convergence beaucoup plus grande que la première.

Le corps vitré la leur conserve encore, et ils vont enfin tomber sur le même point de la rétine, où ils produisent l'impression. Maintenant il est aisé de comprendre que si les axes optiques ne tombent pas sur le même point dans les deux rétines, il en résulte le *strabisme*, et si le nerf optique vient à ne plus recevoir le fluide visuel convenablement élaboré par son appareil qui n'en aurait pas reçu les matériaux du sang, soit par son appauvrissement par les saignées abondantes, ce qui est le plus ordinaire, soit par le mauvais état des digestions, il en résulte les maladies diverses susceptibles d'affecter cet organe important. (Voir *Appauvrissement du sang, Anémie*, p. 55, et *Appareil ganglionnaire*, p. 85.)

Sympathies des organes du sens de la vue.

Les sympathies des nerfs sont nombreuses et très variées, elles exercent une grande influence sur celles des autres organes, et c'est de ce jeu que s'exerce, comme nous l'avons dit, toute l'expression des facultés intellectuelles. Il est facile de recueillir des exemples de ces modes divers de sympathies. L'un des nerfs optiques est-il malade, celui du côté opposé contracte souvent la même affection. On voit le même phénomène dans les névralgies ; lorsque l'accès a lieu, le nerf qui correspond à celui qui est le siége de l'irritation , éprouve quelquefois de vives douleurs. Les deux nerfs optiques sympathisent fréquemment entre eux ; c'est un fait que démontre l'histoire de l'amaurose et des autres espèces de cécité. Les physiologistes peuvent comprendre assurément que la sympathie est cette propension qui nous porte à imiter certaines actions que nous voyons faire ; nous bâillons involontairement et sans besoin lorsque quelqu'un bâille en notre présence, le rire est contagieux de la même manière. Il est certains objets qui révoltent notre vue et qui produisent quelquefois en nous des sensations et un désordre extraordinaire: une souris , une araignée ; etc. , frappent quelques individus d'une terreur insurmontable. Ces antipathies ne sont pas rares, nous en connaissons plus d'un exemple.

Les muscles sont beaucoup plus souvent le siége que l'occasion des sympathies.

Le diaphragme , par exemple, est un muscle important à beaucoup d'égards dans l'économie animale ; il l'est autant par les relations sympathiques qu'il entretient avec plusieurs organes, surtout les muscles de l'œil , que par les fonctions à l'exercice desquelles il concourt. C'est le diaphragme qui est le principal agent du soupir, du rire, du bâillement, dont les causes sont si souvent sympathiques ; il est affecté aussi très vivement par l'irritation de la membrane muqueuse des bronches, et l'impression qu'il en reçoit se manifeste par la toux. (Voir *Diaphragme*, page 33.)

La vue des objets obscènes, des nudités, exerce une influence sympathique très rapide sur les organes de la génération, il en est peu qui pourraient nier cette sensation. Celle d'un mets agréable produit une sécrétion de salive abondante. Chez quelques personnes, cette sympathie va jusqu'à faire croire qu'elles goûtent et à volonté aux mets qu'elles désirent. Nous avons souvent rêvé que nous étions à table et dînant très bien en dormant, plusieurs nous ont assuré en avoir fait autant.

5ᵉ *Paire.*

Nerf trifacial (Nerfs trijumeaux).

Ce nerf se distingue dans le cerveau par un grand nombre de branches qui se réunissent presque immédiatement en une seule ; celle-ci se divise bientôt en trois branches qui vont se distribuer à divers organes.

La première branche, appelée ophthalmique, s'avance et vient se distribuer à la *glande lacrymale*, à la paupière supérieure, au front et au nez.

Les larmes sont sécrétées par une petite glande nommée lacrymale, qui est située dans l'angle externe et supérieur de l'orbite. Ce liquide, séparé du sang dans cette glande, est versé par sept ou huit conduits extérieurs sur le globe de l'œil, et se répand par les mouvements des paupières vers l'angle interne de l'œil où il coule en larmes.

Observations.

Ce nerf, doué d'une grande sensibilité, concourt sympathiquement à l'excitation de l'appareil de la vision et de
celui de l'olfaction.

Les larmes sont beaucoup plus abondantes dans l'enfance
et la vieillesse que dans l'âge adulte. Il semble que la Provi-
dence ait voulu nous donner ce degré de sensibilité en excitant la pitié de nos semblables aux deux époques de la vie où
nous avons le plus besoin de secours.

Elles sont plus abondantes chez les femmes que chez les
hommes, et chez les sanguins que chez les bilieux, dans les
pays froids que dans les pays chauds.

Les personnes dont la sensibilité est exquise, qui sentent
vivement, pleurent avec facilité ; cette disposition s'allie rarement avec un mauvais caractère.

Les pleurs, qui sont le résultat d'une violente émotion de
l'âme, ne sont point indignes d'un grand homme et ne sont
point l'effet de la faiblesse de caractère.

L'œil de l'homme fait plus que voir, son nez plus que sentir, son oreille plus qu'entendre, sa bouche plus que goûter,
sa main plus que toucher, réciproquement ; non-seulement
ils sentent, voient, entendent, goûtent, touchent, etc ,
mais ils raisonnent, ils conçoivent !

Nous allons d'abord nous entretenir des nerfs sensitifs de
la langue, ensuite des fonctions de cet organe, et après des
nerfs sensitifs et moteurs qui se distribuent aux muscles de la
face, qui excitent l'expression de la physionomie.

Pour traiter de ces sens, il nous est indispensable de décrire le nerf *glosso-pharyngien,* qui, associé à la branche

appelée maxillaire inférieure (5ᵉ paire, voir p. 101), concourt à la dégustation, et le nerf *hypoglosse*, qui donne le mouvement à la langue.

9ᵉ *Paire.*

Nerf glosso-pharyngien.

Ce nerf sort du crâne, donne plusieurs filets dans son trajet, gagne la base de la langue en se plaçant entre le nerf lingual et l'hypoglosse ; il se distribue principalement à la langue, où il concourt, associé à la branche inférieure de la 5ᵉ paire, à la gustation.

11ᵉ *Paire.*

Nerf hypoglosse.

Sort du crâne; se dirige vers l'artère linguale, se répand dans les muscles de la langue et leur donne le mouvement.

Observations.

La langue est l'organe principal du goût ; elle présente une partie charnue située à l'intérieur de la bouche, dont elle remplit la cavité, etc. Des muscles, des vaisseaux sanguins et lymphatiques et des nerfs entrent dans la composition de la langue. Une membrane enveloppe toutes ses parties libres et se continue avec la muqueuse interne de la bouche (muqueuse).

Pour la bouche, voir page 9, sa situation, sa forme, etc. Cette cavité naturelle concourt à l'exercice de trois fonctions : la *respiration*, l'*articulation* des sons et la *déglutition*.

Avant d'étudier particulièrement la langue sous le rapport
de ses prodigieux usages, il est nécessaire d'indiquer quel est
son état naturel, celui qui caractérise la santé, abstraction
faite ici de toutes considérations anatomiques.

La langue, dans l'état de santé, doit être d'un volume pro-
portionné à la cavité qui la renferme ; elle exécute librement
tous les mouvements nécessaires aux différentes fonctions
auxquelles elle est destinée, mouvements facilités par la
grande souplesse de sa structure et surtout par l'humidité
dont elle est sans cesse lubréfiée, ainsi que toutes les parties
de la bouche.

Fonctions de la langue.

Nous disons donc que la langue est l'organe principal
1° du goût ; elle sert 2° à la mastication, en conduisant
les aliments entre les arcades dentaires et les y ramenant
sans cesse, jusqu'à ce que leur trituration soit complète ; elle
sert 3° à la déglutition, en ramassant, en bol, à sa face supérieure, les aliments triturés ; en appliquant successivement
de sa pointe vers sa base les divers points de cette face contre
la voûte palatine, pour comprimer le bol et le faire glisser
d'avant en arrière ; enfin, en portant sa base un peu en arrière et en haut, pour lui faire franchir l'isthme du gosier.
C'est à peu près par le même mécanisme que se fait la déglutition des liquides. Elle sert aussi 4° à la dégustation ; les
sensations du goût sont plus ou moins vives, selon que les
organes sont plus ou moins délicats ; elles varient suivant les
individus. Il y a, à la vérité, des saveurs principales qui doivent affecter tout le monde à peu près de la même manière,
telles sont les saveurs *douces, sucrées, salées, acides,
amères, âcres, astringentes, styptiques;* mais il est des sa-

veurs mixtes qui participent à deux ou trois de ces saveurs principales, et dont on ne peut saisir le véritable caractère que par une grande habitude.

Il faut savoir aussi que, dans la bouche, les organes du goût, distribués sur différents points, ne sont pas tous affectés par les mêmes saveurs. Le piment, par exemple, pique principalement les bords latéraux de la langue; la cannelle stimule le bout de ce même organe ; le poivre fait sentir son ardeur sur le milieu ; les amers, dans le fond de la bouche ; les spiritueux, au palais et sur les joues; il est même des substances qui ne sont sapides que dans le gosier et d'autres dans l'estomac.

Le goût, comme les autres sens, est susceptible d'être perfectionné par l'exercice; mais qu'on n'oublie jamais que c'est toujours aux dépens des autres qu'un sens se perfectionne.

Enfin la langue sert beaucoup 5° à la prononciation, en variant sa forme, en prenant des positions différentes et exécutant des mouvements divers ; elle sert encore 6° à l'expulsion des crachats.

Tout le monde sait qu'on appelle parole, la voix articulée, c'est-à-dire celle que modifient les organes à travers lesquels elle est transmise au dehors.

Ces modifications ou articulations de la voix, lorsqu'elles sont fixées, constituent une suite de sons distincts les uns des autres, auxquels les hommes sont convenus d'attacher des idées spéciales, et qui leur servent à exprimer avec facilité, rapidité et clarté, leurs sensations, leurs sentiments, leurs affections, enfin tout ce qui résulte de l'exercice des facultés intellectuelles.

Il existe entre la voix et la parole cette différence essentielle, que la première n'est autre chose qu'un bruit grave ou aigu, fort ou faible, résultat des vibrations de la glotte, mo-

difié par ces parties d'une manière constante, et tel que la
parole serve à mettre l'homme en communication rapide et
précise avec ses semblables.

Sympathies de la parole et de la voix.

La voix et la parole sont des sympathies vraies, il est à
peine nécessaire de faire le moindre effort pour le prouver.

A chaque instant du jour nous sommes, même sans nous
en douter, en relations ; les uns par leur commerce et industrie de tout genre, les autres par l'enseignement des sciences, celui-ci par un amour qu'il ne peut dissimuler, etc., etc.

La parole est donc la sympathie par excellence ; nul sens
ne peut rivaliser avec elle si ce n'est la sympathie littéraire,
et encore celle-là n'en diffère pas, si ce n'est qu'elle est plus
réfléchie par le secours des autres sens ; aussi, que nous
soyons touchés à la lecture de beaux vers, d'un bon roman,
de l'histoire, etc., nos sens ne se pénètrent-ils pas entièrement de la lecture de l'ouvrage, au point de voir les déesses,
les muses, les héros, les lieux, etc., qui font le sujet de cette
lecture attrayante ? Ne désirons-nous pas souvent aussi être
le personnage des belles actions en méprisant avec l'auteur
celui ou ceux qui en commettent de mauvaises, et n'em-
ployons-nous pas tout ce que nous avons d'énergie et de vigueur pour réprimer les misérables, les sentiments bas et
tout ce qui ne sympathise pas avec nos sens ?

Dans les salles de spectacles, ne sommes-nous pas initiés
à tous les rôles, les intrigues d'une tragédie, d'un drame,
d'une comédie, d'un vaudeville, etc ?

De même ne se passe-t-il pas en nous des mouvements involontaires, et ne nous surprenons-nous pas à applaudir tout
ce que nous trouvons de sympathique avec nous, à pleurer,

sangloter, et rire quelquefois malgré nous? Enfin, nous sor-
tons du spectacle remplis du sujet de la pièce pendant des
heures entières, au point de nous faire oublier nos affaires
les plus importantes?

La lecture d'une lettre d'un parent, d'un ami qui nous est
cher, ne produit-elle pas les plus douces impressions même
avant d'avoir rompu le cachet et seulement en reconnaissant
l'écriture? Quelle douce sensation nécessite l'isolement!
quel plaisir de lire, de relire et relire encore cette lettre une
heure, deux heures, quelques jours après l'avoir reçue et
même au moment d'y répondre! Mais que de larmes, que de
chagrin, que de plaisir à attendre le moment favorable, de
vaincre les difficultés qui nous éloignent, et, dans cette
attente, tous les jours on se persuade être l'un près de
l'autre.

Mais concluons que l'organe de la parole a bien des at-
traits, qu'il est agréable, séduisant, persuasif, sympathique,
sans parler des bons mots spirituels débités souvent par des
lèvres mensongères et des langues dorées, qui les articulent
si bien plus par mémoire que par sensations.

Mais parlons, au contraire, de cette bouche gracieuse et
riante n'exprimant que des pensées sages, honnêtes, douces,
pures, qui font le bonheur de ceux qui les entendent, les
entourent.

Maintenant nous allons continuer par la description du
nerf de la 7e paire ou nerf facial, appelé aussi *portion dure*,
qui, associé aux branches du nerf de la 5e paire, forme avec
lui un grand nombre de filets nerveux sensitifs et moteurs
qui se distribuent aux muscles de la face en leur transmettant la sensibilité, le mouvement et cette belle expression
qu'exécute la physionomie humaine. (Voir p. 70 et 166.)

7ᵉ Paire.

Nerf facial.

Naît par deux branches qu'on a surnommées *portion dure* et *portion molle*.

La branche appelée portion dure ou *faciale* sort du crâne par le trou stylo-mastoïdien, en distribuant quelques branches aux organes internes de l'oreille, et enfin se divise en deux branches qui se répandent dans tous les muscles de la face, et c'est ce qui lui a fait donner le nom de *facial*.

Fonctions des nerfs qui se distribuent aux muscles de la face.

Ils ont la faculté d'exciter le mouvement des muscles de la face et constituent la mobilité, que l'on divise en contractilité ou faculté de se contracter, et extensibilité ou faculté de se dilater.

Lorsque la contractilité des muscles s'exerce dans l'expression de la physionomie, sans la participation de la volonté, elle est appelée organique ou involontaire, et suivant qu'elle est apparente ou non, elle est dite sensible ou insensible. Ces deux définitions de la contractilité organique ont encore été désignées, la première par le nom d'irritabilité, la seconde par celui de tonicité.

Ce nerf facial reçoit des filets nerveux du grand sympathique, que nous avons décrit, et c'est de ce dernier que dépendent ces mouvements involontaires, non-seulement des muscles de la face, mais aussi de tous les muscles et des appareils : par conséquent, les désordres de l'appareil digestif qui ne fonctionne que par l'action de ce nerf (nerf grand sympathique) peuvent réagir d'une manière sensible sur les muscles de la face et rendre la figure la plus spirituelle presque hébétée dans les mauvaises digestions.

Observations.

Nous avons dit page 70 que la face occupait la portion antérieure et supérieure de la tête, qu'elle renferme les sens de la *vue*, de *l'ouïe*, du *goût*, de *l'odorat* et les différents organes qui servent à l'expression physionomique, et que l'implantation des cheveux d'une part, et d'une autre part le bord inférieur et l'angle de la mâchoire, marquaient les limites de la face.

La figure se rapproche dans l'homme de cette forme élégante d'un ovale insensiblement comprimé et rétréci à son extrémité inférieure.

La physionomie fait en partie la base de notre découverte des facultés intellectuelles, elle est aussi la connaissance, la perception de la nature des êtres, doués comme nous d'une physionomie parfaite et intelligente, elle exige des hommes vivant en société réglée, avec le sentiment de la morale la plus pure remplaçant constamment la violence ; c'est par elle que les hommes peuvent s'apprécier mutuellement et apprendre à se connaître, soit pour reconnaître les méchants et les éviter, soit pour distinguer les bons et tous ceux dont le caractère peut nous convenir.

Nous aurons donc à étudier avec soin, les traits, les habitudes, les démarches, à épier les mouvements naturels des passions qui se trouvent sur le visage, miroir mobile de notre âme ; ce n'est pas dans ce traité médical et physiologique que nous pouvons en donner à notre regret de nombreux exemples, mais bien dans l'ouvrage sus-énoncé. Du reste, l'ouvrage de Lavater, parfait dans son genre, dépassera toujours nos bonnes intentions en l'imitant, et si nous n'avons pas entrepris plus tôt cette production, c'est la crainte qu'elle reste trop conjecturale pour bien des hommes; mais pour les hommes intelligents, ne serait-ce que pour les aider à cet esprit d'observation et formuler les indications qu'on peut en retirer pour découvrir le caractère moral, nous espérons bien le compléter.

Telle est, en effet, la dignité de la face humaine, qu'elle rassemble en elle seule tous les organes des sens, par conséquent l'intelligence. Il n'est pas un seul de ses muscles qui ne se trouve animé par une foule de rameaux nerveux, le nerf facial 7e paire, le nerf oculo-moteur de la 3e paire, les pathétiques 4ª paire, etc., concourent tous plus ou moins au jeu de la physionomie, et c'est même à eux qu'est due cette grande susceptibilité de la face, qui est mise en jeu par la plus petite impression et qui est si sensible pour quelques hommes, surtout pour certains génies, qu'elle frémit au plus petit regard et même se prête à rougir sans raison aucune; Rousseau en cherchait la raison, que ne pouvons-nous la lui souffler!

La rougeur, qui simule la honte chez certaines personnes, n'est que la conséquence des digestions laborieuses. De là l'atonie du cœur, des muscles de la face et l'état pléthorique. D'un autre côté, l'état pléthorique peut être dû à une perte de fluide nerveux qui se sépare du sang dans la tête des grands penseurs; mais plus encore aux digestions laborieuses. (Voir page 42, Pléthore.)

Toutes les physionomies sont plus manifestes dans la face qu'au crâne et que dans les autres parties du corps. L'homme, nous avons dit, paraît rassemblé tout entier dans son visage, possède une physionomie qui déclare naturellement ses sentiments, et s'il apprend par l'étude à les déguiser, à les

dénaturer, c'est le plus souvent le contact de l'injustice de la
malignité humaine qui l'amène à dissimuler et à se rendre
laid. C'est ainsi que de si jolies femmes coquettes sont affreuses et se servent de tout ce qui leur reste d'expression de facultés intellectuelles dans leur physionomie, pour tromper
ceux qui se laissent agacer : c'est aussi, sans doute, ce qui a
fait dire à Boileau que le plus sot animal, à son avis,
c'était l'homme !

Les animaux n'ayant point de vraie société morale entre
eux, n'avaient pas besoin de physionomie ; leurs actions,
leur voix découvrent assez à leurs semblables quelles passions les agitent. Les singes, par exemple, qui sont les plus
voisins de notre espèce, ont une sorte de visage, mais ils ne
pensent pas, et sont dépourvus complètement des facultés
intellectuelles. Leur vie est tout animale, leur face n'exprime aucune affection morale ; tous grimaciers et très mi-
miques cependant, ils retracent les penchants vils de l'homme,
s'animent par la colère, l'impudence, l'audace, la lubricité,
la jalousie ou d'autres passions basses et furieuses ; mais ils
n'expriment aucun de ces sentiments élevés ou nobles, aucun
de ces traits pénétrants qui vont à l'âme, qui peignent la
générosité, la grandeur, la dignité d'une physionomie pen-
sante, dont un seul coup d'œil exprime tant de choses. Que
de personnes engagées pour la vie dans les nœuds de l'hymen
par un seul regard ; quelle noblesse sur le front de l'homme;
mais ce n'est pas toujours dans les palais qu'on voit régner
des physionomies majestueuses; on les trouve le plus souvent sous les modestes vêtements de l'homme studieux, du
solitaire, qui nourrissent leurs âmes des grandes pensées de
l'éternité et qui connaissent les hautes destinées de la race
humaine sur cette terre.

8ᵉ Paire.

Nerf acoustique.

La branche du nerf *acoustique* (appelée aussi *portion molle*) introduite dans le conduit auditif interne, se divise en rameaux qui se portent dans le labyrinthe, où ils se répandent en filets pulpeux et ont pour usage de recevoir l'impression du son.

Observations.

L'organe de l'ouïe est, sans contredit, l'organe des sens qui, après les yeux, influe le plus sur les rapports des hommes entre eux. C'est lui qui veille à la conservation du corps d'une manière spéciale pendant les ténèbres, en faisant connaître l'existence des objets dont la rencontre pourrait être nuisible.

Ainsi il est bien convenu, que lorsque, par une cause quelconque, un organe ne peut remplir ses fonctions dès la naissance, un autre le supplée ; mais si celui de l'ouïe manque à cet âge, d'autres organes, ceux de la voix, par exemple, sont condamnés à une inaction presque complète.

Les oreilles, au nombre de deux, sont placées sur les parties latérales de la tête, dans la position la plus convenable à l'exercice de l'audition ; elles sont formées de cavités creusées dans un os très dur (*portion pierreuse du temporal*) et conformées de manière à recevoir, à renforcer et à réfléchir les sons de la manière la plus avantageuse ; on y remarque le labyrinthe auquel viennent aboutir les rayons sonores d'un nerf décrit ci-dessus, dans lequel réside spécialement le sens de l'ouïe, et on trouve en dehors des cartilages mobiles, élastiques, qui ont pour fonctions de rassembler les sons.

Ainsi, l'organisation de l'oreille est fort compliquée, non-seulement elle a un orifice toujours ouvert sur les parties latérales de la tête, elle en a encore un autre dans l'intérieur de l'arrière-bouche, par un conduit cartilagineux et osseux; l'oreille est très rapprochée et très voisine des yeux, avec lesquels elle a une analogie de fonctions remarquables : enfin ces deux sens avertissent l'homme de la présence des objets extérieurs ; il sait par eux ceux dont la rencontre peut lui être avantageuse ou nuisible.

Nos sens s'exercent sous l'influence de l'harmonie ; mais cette influence serait trop bornée, si elle était considérée dans un sens général; aussi on peut dire que nos fonctions, nos propriétés vitales, nos facultés, etc., sont en harmonie ou ne le sont point lorsque l'accord règne ou qu'il est interrompu. Ainsi, par exemple, on peut entendre parfaitement les sons, mais sans harmonie, si le sens de l'ouïe ne les transmet aux autres. Ce que je dis de l'harmonie de l'audition, je le dis pour la vue, l'odorat, le goût, le toucher, etc. Qu'on juge maintenant de la difficulté de trouver des sujets en harmonie parfaite dans leurs facultés intellectuelles, puisque la plus petite affection exerce tant d'influence sur l'organisme.

Gall et ses collègues avaient placé l'organe (c'est ainsi qu'ils l'appelaient) de la mélodie dans le crâne, et avec leur crânioscopie et leurs circonvolutions encéphaliques, ils croyaient devoir nier que la mélodie n'était pas dans l'audition combinée aux autres sens; mais, encore une fois, ils niaient l'évidence; pour parler de la sorte, avec un système aussi faux, ils bouleversaient les idées reçues des hommes sensés, ils cherchaient l'obscurité en plein midi, ils niaient que la lumière nous vient du soleil !

8

Fonctions de l'oreille et de l'organe sensitif
de l'audition.

L'audition est la sensation par laquelle nous acquérons la connaissance des qualités sonores des corps.

Son appareil est divisé en trois parties : 1° l'oreille externe ; 2° l'oreille moyenne ; 3° l'oreille interne ou labyrinthique.

Le son est l'excitant de l'audition. Il résulte des mouvements ondulatoires communiqués à l'air atmosphérique par les vibrations des corps sonores.

Il s'en faut bien que la marche du son dans l'intérieur de l'oreille soit aussi facile à suivre que celle de la lumière dans le globe de l'œil. Voici néanmoins ce que l'observation nous a appris de plus positif à cet égard. La conque, ou le pavillon de l'oreille, paraît disposée de manière à rassembler les ondes sonores et à les ramener vers le conduit auditif, pour qu'elles viennent frapper la membrane du tympan ; celle-ci, susceptible de divers degrés de tension et de relâchement, sans doute afin de pouvoir s'accorder aux sons plus ou moins graves, communique les vibrations dont elle est animée au marteau ; du marteau elles sont transmises à l'enclume, de l'enclume à l'os lenticulaire, et de celui-ci à l'étrier dont la base correspond à la fenêtre ovale.

La propagation du son se fait en ligne droite, et avec une vitesse telle, qu'il parcourt dans l'atmosphère 333 mètres par seconde.

L'air en est le véhicule ordinaire ; cependant les corps solides et même les liquides, en raison de leur élasticité, peuvent encore servir à sa transmission.

L'ouïe a reçu avec raison le nom de sens d'intelligence.

Si les notions qu'il nous donne sur les qualités physiques sont très légères, dit M. Goas, en revanche les notions intellectuelles qu'il nous fait acquérir n'ont point de bornes.

De concert avec l'organe vocal, à l'éducation duquel il préside, il établit entre les hommes un commerce de pensées qui perfectionne leur être moral et multiplie les ressources de l'intelligence.

Sympathies de l'audition.

Ces sympathies sont communes, très vives; elles le sont plus dans l'obscurité qu'au grand jour, dans le tête-à-tête que dans le monde.

L'action d'entendre, de percevoir les sons, de les définir, est assurément sympathique, puisque les nerfs auditifs transmettent très rapidement l'impression des sons au principe du sentiment nerveux qui réside non-seulement dans chacun de ces nerfs et des sens, mais dans tout le système nerveux en général. C'est donc dans cette unique sympathie, plus développée chez l'homme que chez les autres classes inférieures, qu'existerait cette somme d'intelligence; et, en effet, quoique la conque et même la cavité du tympan ne soient en quelque sorte que des parties accessoires à l'organe de l'ouïe, puisqu'elles manquent dans beaucoup d'animaux qui néanmoins possèdent ce sens; il n'est pas moins vrai que l'audition devient de moins en moins parfaite chez les animaux qui manquent de ces parties. Mais pour nous, la classe la plus élevée, la plus intelligente, nous avions besoin non-seulement d'entendre, mais de percevoir, de définir les sons pour créer au moindre bruit des idées sympathiques spirituelles qui font l'extase de l'homme qui les perçoit bien.

Nous avons dit dans l'observation page 112, que l'ouïe,

après la vue, était celui des sens qui influait le plus sur les rapports des hommes. La parole n'a pas une moindre influence sur l'audition, qui nous fait éprouver des sensations sympathiques de tous genres.

La parole est donc la sympathie de l'audition par excellence ; nous sympathisons énormément au récit qu'on nous fait des plaisirs ou des peines. Les discours surtout produisent chez diverses personnes le même effet que la vue de certains objets. Ainsi, par exemple, des récits licencieux excitent sympathiquement les organes génitaux (mais, dans tous les cas, il faut bien se rappeler que le cervelet n'est point le siége ni l'agent sympathique, comme le prétendait Gall), sans cependant nier que *vice versâ*, si l'audition peut transmettre aux parties génitales des excitations licencieuses, les organes génitaux peuvent à leur tour mettre les sens en action ; mais, dans ce cas, ils les animent tous en les mettant en action pour chercher les moyens de se satisfaire. Du reste, l'animal éprouve ce penchant sympathique, mais souvent moins ardent que l'homme.

L'ouïe est réellement affectée et est le siége de la sympathie, lorsque, révoltée par certains sons aigus, elle manifeste son état de souffrance par le grincement des dents.

A la lecture d'une belle poésie, nos oreilles ne sont-elles pas charmées non-seulement par les bonnes pensées, mais par le rhythme, qui est un délice pour certaines personnes ?

Enfin, un seul lecteur ne suffit-il pas pour transmettre à tout un auditoire, un manuscrit, un ouvrage scientifique ? Le sens de l'ouïe de chacun ne reçoit-il pas les sensations en les transmettant avec la rapidité de l'éclair aux autres sens qui les recueillent, les perçoivent avec ordre et méthode, et de sorte que toutes les conditions éprouvent sympathiquement les mêmes pensées, les mêmes sentiments, le même entendement.

La musique des chants, des instruments, nous fait éprouver des délices incompréhensibles, dont l'auteur avait conçu l'effet avant de nous les transmettre ; même quand les paroles manquent, le chant, les instruments nous les indiquent sympathiquement ; aussi les Anciens l'avaient si bien compris qu'ils mêlaient la musique à la morale, à la religion ; et aujourd'hui encore, cette mélodie sympathique, plus que jamais, est en permanence dans nos églises, non-seulement par les orgues, mais aussi par les instruments à grands concerts : nos prêtres attirent ainsi les fidèles par une sensation qui semble un diminutif du paradis.

10e *Paire*

Nerf pneumo-gastrique.

Ce nerf sort du crâne uni aux nerfs hypoglosse, spinal et glosso-pharyngien, se sépare de ces nerfs, descend au-devant de la colonne vertébrale, où il fournit un grand nombre de filets qui concourent à la formation du plexus pulmonaire, plexus qui est également produit par le *grand sympathique*, et répand un grand nombre de rameaux qui se distribuent dans les poumons en entourant les *bronches*. Ensuite, accolé à la partie latérale de l'œsophage, il arrive à l'estomac et se divise en un grand nombre de rameaux dont les uns se distribuent à cet organe, et les autres, mêlés au grand sympathique, concourent à former les plexus abdominaux. Ce nerf, divisé aux muscles de la *langue*, du *larynx*, de la *trachée-artère*, des *bronches*, dans les *poumons*, au *cœur*, au *pharynx*, à l'*œsophage*, à l'*estomac*, etc., donne le mouvement et le sentiment.

La lésion du nerf *pneumo-gastrique* peut être suivie d'accidents plus ou moins graves, comme l'attestent les expériences de plusieurs physiologistes, et tout nous fait croire que c'est sur lui d'abord, puis sur le *grand sympathique*, qu'agissent les miasmes qui occasionnent les épidémies, telles que choléra, peste, etc. (Voir page 62.)

SENS DU TOUCHER.

Deuxième plexus cervical.

Nous avons dit, page 121, que le deuxième plexus, situé à la partie inférieure du cou et dans le creux de l'aisselle, formé par les quatre dernières paires cervicales et la première dorsale, fournissait les nerfs thoraciques et les sous-scapulaires, puis qu'il se divisait en six branches qui sont le *cutané interne*, le *musculo cutané*, le *médian*, le *cubital*, le *radial*, le *circonflexe* ou *axillaire*, et que tous ces nerfs se distribuent aux différentes parties du membre supérieur, surtout à la main, où ils donnent le sentiment et le mouvement.

Observations.

La main est un organe connu de tout le monde, qui termine les extrémités thoraciques de l'homme.

La possibilité d'exécuter un mouvement complet de pronation et de supination, et surtout la facilité de pouvoir opposer le pouce à tous les autres doigts, pour saisir les objets, sont deux circonstances d'organisation qui caractérisent la main. C'est à la main que l'homme doit toute son adresse et les arts qu'il exerce.

Cet instrument des instruments, selon l'expression d'Aris-

tote et de Galien, est un sens merveilleux. La main des singes, quoique très propre à saisir, est bien moins parfaite
que la nôtre, et par là encore ils nous sont très inférieurs et
non destinés au travail comme nous. Ils ont un pouce beaucoup trop petit et placé trop bas, ordinairement sans ongle,
et ils ne peuvent pas, aussi bien que le nôtre, l'opposer aux
autres doigts, ce qui leur ôte beaucoup d'habileté.

Ce qui nous attribue surtout un immense avantage d'a-
dresse sur toutes les autres créatures, c'est que nous n'avons
nullement besoin des mains et des bras pour la marche, et
que nous sommes parfaitement indépendants de cette action
par les extrémités supérieures.

Enfin, il est manifeste que tous les êtres qui peuvent le
mieux faire usage des mains ou d'organes de préhension,
sont aussi les plus intelligents, et convenons qu'on pourrait
presque juger, en effet, du degré d'intelligence de l'homme
d'après sa main ; elle facilite et en seconde puissamment les
bienfaits ; le sens du toucher soutient l'homme et le fait va-
loir dans les circonstances inattendues, il le rend plus ferme
et plus entreprenant au milieu des obstacles ; c'est un appui,
une sorte de conseil, une lumière qui encourage, dirige et
éclaire, quand l'incertitude et l'obscurité répandent leur
voile sur ce que l'on a à faire.

Fonctions du sens du toucher (Tact).

Le toucher, quoique moins spécial que les autres sens,
réunit au tact la locomotion. Ainsi les doigts ne sont pas
seulement des organes mécaniques destinés à saisir, à éloigner ou à rapprocher de nous les objets extérieurs ; comme
tout le reste de la surface cutanée, ils jouissent de la faculté
d'être impressionnés par diverses qualités du corps, telles

que la chaleur, l'humidité, la sécheresse, etc. ; ils sont encore les seuls organes qui puissent en discerner la forme, que le reste de la surface du corps ne peut pas apprécier. Ainsi, le *toucher*, qui n'est que la modification du tact, n'est dû qu'à la conformation extérieure des doigts et aux autres parties cutanées communes, plus ou moins, aux hommes et aux animaux ; le tact, au contraire, est exclusivement réservé aux doigts de l'homme.

Ce toucher délicat, dont les doigts sont le siége exclusif, est le résultat à la fois de leur structure intime, du nombre et du volume des artères et des nerfs qui s'y distribuent et de leur conformation extérieure, du nombre, de la mobilité des doigts et des phalanges, et de cette direction si importante du pouce, dont la face palmaire se met en contact avec la face correspondante des doigts ; de sorte que le corps, dont nous voulons reconnaître les qualités, se trouve de toute part enveloppé de papilles nerveuses susceptibles de transmettre au système nerveux et aux organes des sens les impressions les plus légères.

Toutes les parties du doigt sont pressées également quand le corps est poli. L'étendue sur laquelle se fait l'impression nous donne la dimension de l'objet qui la produit. Nous jugeons de sa dureté ou de sa mollesse, suivant qu'il résiste ou qu'il cède à la pulpe des doigts, etc. Enfin ces organes peuvent acquérir la faculté de distinguer certaines qualités qu'ils ne sont pas ordinairement susceptibles d'apprécier ; c'est ainsi que quelques aveugles reconnaissent par le toucher, l'effigie, la couleur des objets qu'on leur présente.

Sympathies du toucher (Tact).

Les sympathies du toucher sont nombreuses, très sensitives, très fréquentes, et nous croyons complètement inutile d'en donner ici des exemples au lecteur, persuadés qu'il saura parfaitement suppléer à notre silence. (Voir *Geste*, p. 164.)

DES NERFS VERTÉBRAUX.

Trente paires naissent de la moelle de l'épine sans y comprendre le spinal.

On les partage en 8 paires *cervicales*, 12 *dorsales*, 5 *lombaires* et 5 ou 6 *sacrées*, distinguées ensuite, dans chaque région, par les noms numériques de 1re, 2e, 3e paires, etc.

A leur sortie par les trous de conjugaisons correspondants, les nerfs *rachidiens* sont divisés en branches antérieures et branches postérieures ; celles-ci offrent un ganglion auquel s'accollent celles-là avant de se séparer. (Voir page 127, *Ganglions*.)

Les branches postérieures de ces nerfs se distribuent aux téguments et aux différents muscles de la partie postérieure du tronc, les branches antérieures se comportent différemment dans chaque région :

1° Au cou, elles forment les *plexus cervical* et *brachial*. (Voir *Plexus*, page 118.) Le *premier plexus* est dû aux quatre premières paires cervicales ; il se répand aux parties extérieures de la tête, au cou et au sommet du thorax ; le *deuxième plexus*, situé à la partie inférieure du cou et dans le creux de l'aisselle, est formé par les quatre dernières paires cervicales et la première dorsale ; il fournit les thoraciques et le sous-scapulaire, puis il se divise en six branches qui sont le *cutané interne*, le *musculo-cutané*, le *médian*, le *cubital,* le *radial* et le *circonflexe* ou *axillaire*; tous ces nerfs se distribuent aux différentes parties du membre supérieur, surtout à la main, à laquelle ils donnent le sentiment et le mouvement.

Nous avons parlé déjà du toucher, ainsi que des autres parties du corps et organes sensitifs ci-dessus décrits. (Voir le *Système nerveux*, page 84.)

2° Au dos (branches ant.), elles s'engagent entre les muscles intercostaux internes et externes, marchent le long du bord inférieur des côtes, et se perdent dans les muscles des parois du thorax.

3° Aux lombes (branches ant.), elles forment le *plexus lombaire*, duquel partent les nerfs *obturateur* et *crural*, qui se rendent aux parties antérieure et interne de la cuisse; elles fournissent, en outre, de petits rameaux aux parois de l'abdomen, aux bourses chez l'homme, aux grandes lèvres chez la femme et aux téguments de la cuisse.

4° Enfin, dans la cavité du bassin, les branches antérieures des dernières paires lombaires et celles des quatre premières sacrées, donnent naissance au *plexus sciatique*, le plus considérable de l'économie animale.

Ce *plexus* fournit 1° le nerf *honteux*, qui se rend aux parties génitales externes; 2° le *petit sciatique*, dont les rameaux se perdent à la partie postérieure de la cuisse et de la jambe; 3° le grand nerf sciatique, qui descend le long de la partie postérieure de la cuisse jusqu'auprès du creux du jarret, où il se divise en nerf *sciatique poplité interne* et en nerf *sciatique poplité externe*; ces deux branches se distribuent dans toutes les régions de la jambe et du pied.

Il existe donc dans l'économie, comme nous l'avons démontré page 85, deux systèmes nerveux bien distincts l'un de l'autre. Le premier, exactement symétrique, comme tous les organes de la vie, appartient spécialement à la vie animale, et on l'appelle appareil de la vie de relation. Il est d'une part l'agent qui perçoit toutes les impressions extérieures (nerfs sensitifs), de l'autre, il est le conducteur de la volonté aux organes du mouvement (nerfs loco-moteurs). Le deuxième, nous allons le décrire, appartient à la vie organique ou ganglionnaire (grand sympathique).

NERFS DE LA VIE ORGANIQUE.

—

Grand sympathique.

Le *grand sympathique* ou *trisplanchnique* complète l'ensemble de l'appareil nerveux. Il consiste en une série continue de cordons, de rameaux et de ganglions situés sur les côtés de la colonne vertébrale, depuis la base du crâne jusqu'à la partie inférieure du bassin.

A son extrémité supérieure, il communique avec les 5e et 6e paires de nerfs des *sens* par des filets émanés du plexus ou du ganglion qu'ils forment sur l'artère carotide interne; ensuite il offre les 3 *ganglions cervicaux*, les 12 *thoraciques*, les 5 *lombaires* et les 3 ou 4 *sacrés*; enfin, il se termine inférieurement par un petit ganglion dit coccygien, ou par une anse commune aux deux nerfs dont il s'agit.

On nomme ganglions de petits corps ou pelotons rougeâtres, arrondis, qui sont le résultat d'un épanouissement de filets nerveux inextricables, divisés à l'infini, logés dans les auréoles d'un tissu cellulaire, et dont la substance est identique à celle du cerveau; ce qui fait qu'on peut les regarder comme autant de petits appareils ou centres particuliers qui, selon mon opinion, transforment, élaborent de nouveau un fluide nerveux tout différent, selon les organes auxquels ils sont destinés. (Voir page 51.)

Ainsi le fluide nerveux élaboré par le ganglion de l'odorat, ne serait pas le même que celui de la vue, non plus que celui de l'audition et encore moins que celui du goût, etc., et cela se comprend; c'est si simple que la seule réflexion le fait admettre même aux personnes qui ne sont nullement initiées à la médecine. Mais, disons-le avec le grand *Fontenelle*, nous sommes dans la sotte habitude de vouloir juger de ce que nous voyons bien loin, et nous ne savons pas juger de ce que nous touchons de très près. Bichat a vu dans chacun de ces organes (*ganglions*) un petit cerveau, un centre particulier d'action nerveuse entièrement indépendante de l'encéphale, et il voyait juste; mais je ne sais pourquoi ses idées ne sont plus admises, et l'on ne voit plus dans les ganglions qu'un arrangement particulier de filets nerveux. Voilà le résultat auquel aboutissent les personnes orgueilleuses, qui ne veulent pas croire à ce qu'elles ne peuvent ni voir ni entendre, bien qu'elles aient des yeux et surtout des oreilles, l'envie de voir leur très chères tatue et leurs œuvres à l'école immortalisées, les domine.

Les ganglions sont unis par des cordons intermédiaires; en outre, ils reçoivent des rameaux anastomotiques de tous les nerfs spinaux, et en fournissent de nombreux à toutes les parties voisines, notamment aux artères et aux viscères de la poitrine et de l'abdomen.

Ces ganglions et nerfs sympathiques offrent des irrégularités de volume, de forme, etc.; les premiers limitent dans l'état normal les actions respectives des deux systèmes nerveux, organique et animal. Les deuxièmes, par leur distribution, réagissent seuls ou concurremment avec les *nerfs vagues* (ou *pneumo-gastrique*) sur les fonctions nutritives.

Au nerf grand sympathique appartiennent, par conséquent, 1° les ganglions de la tête, 2° du cou, 3° du thorax, 4° de l'abdomen. par lesquels ils se terminent en formant le gros ganglion *semi-lunaire*. Ce ganglion communique avec celui du côté opposé par des rameaux multipliés, d'où résulte le plexus unique connu sous le nom de plexus *solaire*.

On nomme *plexus solaire* un vaste réseau nerveux formé par la réunion de ganglions et de rameaux appartenant spécialement aux deux nerfs splanchniques dont ce plexus est le terme commun, tandis qu'il est l'*organe* de presque tous les plexus de l'appareil digestif.

Ses usages sont les mêmes que ceux des autres plexus.

1° De faire sentir, 2° de faire mouvoir, 3° de s'approprier les principes réparateurs pour les transmettre à tous les organes, et 4° enfin de repousser ceux qui ont cessé d'être utiles.

L'appareil intestinal est donc le siége d'où dépendent la vie et les facultés intellectuelles, par conséquent aussi toutes les maladies.

Sympathies du nerf trisplanchnique ou grand sympathique.

Tout nous prouve que les sympathies de ce système nerveux sont nombreuses et importantes à connaître, et que son influence sur les organes est grande, que cette partie de l'abdomen (*plexus solaire*) est le siége de plusieurs sympathies pendant le cours de l'hypocondrie, par exemple, ou de quelques autres névroses.

Une détonation violente cause, entre autres phénomènes, un saisissement dans la région épigastrique.

Les passions vives ont évidemment une action très forte sur les nerfs des ganglions (*grand sympathique*) qui sont le siége des passions.

Dans la véritable névralgie des nerfs trisplanchniques, la douleur est d'un caractère particulier qui n'est point celui

de la douleur produite par les nerfs de la vie de relation ;
mais elle influe vivement sur le caractère de l'homme, de
manière à le prédisposer aux actions bonnes ou mauvaises
les plus outrées, et même aux plus fâcheuses. Il suffit alors
d'un effet extrêmement léger, et la cause prédisposante prend
une extension aussi vive que la poudre à canon prend au
feu. (Voir l'ouvrage, *Suicide, homicide,* etc.)

Que de personnes, en apparence de bonne santé, sont affectées de névroses abdominales (*plexus solaire*), et tous les
jours sujettes au coup de la mort. Nos journaux nous fournissent à tout instant de nombreux exemples de suicide, et
cela pour la plus petite cause. Enfin, cette affection peut déterminer l'homicide et les idées les plus noires aux personnes
les mieux organisées. Dieu veuille que la science accomplisse
nos vœux, qu'elle épargne surtout à l'humanité les émissions sanguines aussi funestes que prédisposantes à l'anémie
(*appauvrissement du sang*) et, par conséquent, aux maladies
des nerfs (*névroses*) et à tant d'autres désordres infligés par
les saignées !

Observations.

Nous avons dit, page 123, ce qu'on entendait par nerf
grand sympathique ou système ganglionnaire ; nous le re-
prenons dans le but de faire comprendre que non-seulement
les organes des *sens* sont sous une influence remarquable de
ce système, mais tous les viscères en général, puisque,
comme les *sens,* ces derniers reçoivent de ces appareils
(*ganglions*) un fluide nerveux qui leur est particulier et indispensable pour accomplir leurs fonctions ; ainsi, qu'il soit
dit une fois pour toutes , que les ganglions nerveux du tube
intestinal ou abdominaux n'élaborent pas un fluide nerveux
semblable à ceux du bassin ; que ceux du bassin diffèrent

encore des ganglions du thorax, du cou, et enfin de ceux de la tête qui servent à l'élaboration du fluide nerveux des organes des sens ; ce qui fait comprendre, comme nous l'avons démontré page 124, que le fluide nerveux élaboré par les ganglions de l'organe de la vue, diffère de celui de l'audition et de l'odorat, etc., etc.

Les ganglions sont beaucoup plus nombreux dans les nerfs de la vie organique ou interne, que dans ceux de la vie animale ou externe.

On appelle *ganglions simples* ceux qui sont formés par un seul nerf; *ganglions composés* ceux qui proviennent de plusieurs nerfs différents.

Nous nous abstiendrons de parler des diverses opinions sur les fonctions des ganglions ; nous dirons seulement que Bichat les a regardés avec beaucoup de raison comme autant de centres particuliers de l'action nerveuse, indépendante de l'encéphale, et consacrés exclusivement à l'exercice de la vie organique ; et que d'autres anatomistes encore, en admettant cette influence directe, ont admis en même temps que les ganglions sont destinés à croiser et mêler intimement des filets venant de troncs nerveux différents, de manière à établir des relations sympathiques entre les divers organes. Cette dernière opinion, aussi vraie que la première, ne diffère en rien de la nôtre; nous les admettons, seulement nous ajoutons que le cerveau est lui-même composé de beaucoup de ganglions et que tous élaborent un fluide nerveux pour un ou plusieurs organes et selon les fonctions que ces derniers ont à remplir, comme nous l'avons dit page 123.

Ces ganglions portent la plupart le nom des auteurs qui les ont découverts, tels sont les ganglions de Jacobson ou ganglions incisifs, nerf naso-palatin ; ganglion de Gasser, le renflement demi-circulaire que présente le nerf trifacial avant sa division en trois branches ; ganglion de Mékel, le ganglion sphéno-palatin, etc.

Certains anatomistes donnent le nom de ganglionnaires aux nerfs le long du trajet desquels on rencontre des ganglions. Le *grand sympathique* est un nerf éminemment ganglionnaire. (V. p. 123.)

Ainsi, comme nous l'explique Bichat, chaque ganglion forme autant de centres nerveux absolument indépendants et distincts, destinés à fournir des nerfs aux organes de la vie organique, et consacrés exclusivement à l'exercice de cette vie. Disséminés dans les différentes régions du corps, ils ont tous une action propre et isolée. Chacun d'eux est un foyer qui envoie, en divers sens, une foule de ramifications, lesquelles portent, dans leurs organes respectifs, les irradiations du foyer d'où elles s'échappent ; de sorte que les passions ou les opérations de la vie organique n'ont pas de centres fixes et constants, si ce n'est le plexus solaire ; de plus, comme nous l'avons démontré, les sensations ne portent pas, comme on le croyait, leurs influences spéciales sur le cerveau, mais s'irradient toujours par l'ordre de la nature vers les plexus les plus volumineux (*plexus solaire*), et si le sentiment local, les sensations que nous font éprouver les causes diverses, se rapportent en général à la région épigastrique, rendue si célèbre par ce phénomène dans les écrits des modernes, c'est parce que tous les viscères importants de la vie organique se trouvent concentrés là ; et enfin, si la nature eût séparé ces viscères par de grands intervalles, le foyer épigastrique n'existerait plus, et le sentiment de toute sensation serait disséminé.

De toutes ces considérations, Bichat conclut qu'il existe deux systèmes nerveux bien distincts, celui qui émane du cerveau et celui qui provient des ganglions ; que le premier est un centre unique, tandis que le second en a un très grand nombre ; mais arrêtons-nous : Bichat, le grand Bichat, n'avait pas achevé sa tâche, ou tout au moins n'avait fait aucune réflexion pour se contredire de la sorte. Il compare le cerveau aux ganglions, il les reconnaît identiques et ayant des fonctions spéciales et différentes à remplir ; il admet les sensations dans les plexus nerveux et dans les organes des sens, et ce grand anatomiste n'observe pas que le cerveau n'est pas un plexus, seulement un amas de ganglions, et que tout ce qu'il y a de nerfs dans l'encéphale est destiné aux organes spéciaux des sens ; mais, encore une fois, il n'avait pas réfléchi ou bien il n'a pas voulu contredire ses chers confrères, préférant se contredire lui-même ; eh bien ! nous n'aurons pas les mêmes égards que lui malgré l'estime que nous lui gardons ; nous tiendrons le flambeau des deux mains, nous démontrerons ces vérités ! Maintenant nous allons parler des plexus, surtout des divisions du *plexus solaire* qui se distribue à tout l'appareil digestif, ensuite nous nous occuperons des sympathies de chaque organe en particulier.

Le plexus solaire, avons-nous dit, est le siége d'où dépendent la vie, les facultés intellectuelles, les maladies, etc., et si les physiologistes, qui ont traité de tant de sujets, avaient apporté autant de soin dans l'observation des faits que dans l'invention des hypothèses spécieuses pour expliquer ce qu'ils prétendaient connaître, si, dis-je, ils avaient seulement ouvert les yeux pour voir les choses, les objets les plus éclairés, moins de doctrines erronées auraient régné dans les écoles, et notre tâche serait actuellement facile ; mais non, ils ont préféré et ils préfèrent encore faire usage de cet esprit de

9

critique vaniteux, tandis que nous cherchons à arracher la médecine de l'ornière où elle se traîne depuis tant de siècles !

Du plexus cœliaque.

Le *plexus cœliaque* est la division la plus considérable du *plexus solaire*, dont il n'est que le prolongement inférieur. Il enveloppe l'artère cœliaque et ses trois premières divisions, et se divise lui-même en trois *plexus*.

Savoir : 1° Le plexus *coronaire stomachique* ;

2° Le *plexus* hépatique, qui enveloppe l'artère hépatique et la veine porte, et qui se divise en deux portions, dont l'inférieure constitue le *plexus* de l'artère gastro-épiploïque droite, et dont la supérieure, plus considérable, donne des rameaux entrelacés à la vésicule du fiel, au conduit *cholédoque*, et suit, dans la substance du foie, les rameaux du conduit hépatique et de la veine porte, en formant beaucoup de petits ganglions.

3° Le *plexus* splénique, dont les rameaux serpentent autour de l'artère splénique et pénètrent dans la rate.

Plexus sous-diaphragmatique.

C'est un lacis nerveux provenant de la partie supérieure du *plexus solaire* pour accompagner les artères diaphragmatiques inférieures. (Voir 10ᵐᵉ *Paire*, page 117, *Nerf pneumo-gastrique.*)

Après avoir formé le plexus pulmonaire, plexus qui est également produit par le grand sympathique, il se répand dans le poumon. Ensuite, accolé à la partie latérale de l'œsophage, il arrive à l'estomac et se divise en un grand nombre de rameaux qui donnent le sentiment et le mouvement à cet organe.

Plexus mésentérique.

1° Le supérieur est un entrelacement nerveux assez considérable, formé par le plexus *solaire*, au-dessous du plexus cœliaque, à la naissance de l'artère mésentérique supérieure. Il suit les divisions de cette artère, et forme, dans son trajet, un grand nombre de ganglions nerveux.

2° L'inférieur est le prolongement du plexus mésentérique supérieur, auquel se joignent des rameaux provenant des ganglions abdominaux et du plexus *rénal*. Il embrasse d'abord l'*artère* mésentérique inférieure et se divise ensuite en deux portions, dont l'une, interne, descend avec l'artère iliaque correspondante, tandis que l'autre continue d'accompagner l'artère mésentérique inférieure, pour se terminer entre les deux lames du mésorectum, où elle se continue avec le plexus hypogastrique, qu'elle concourt en grande partie à former.

Sympathies du tube intestinal.

Tout le tube intestinal étant sous l'influence des plexus décrits ci-dessus, plexus qui émanent du plexus solaire, le plus sensitif, comme nous l'avons dit, page 125, il est maintenant aisé de comprendre que le tube intestinal, et surtout l'estomac, soient, de tous les organes, les plus sympathiques avec les nerfs de la vie de relation et avec l'appareil locomoteur; enfin, leurs fonctions sont si étroitement liées avec celles des autres appareils organiques, qu'ils exercent une influence prodigieuse sur eux. Eux-mêmes s'affectent vivement lorsqu'ils sont le siége d'irradiations fortes.

Il était donc bien important de reconnaître que l'estomac était le viscère le plus souvent affecté dans les maladies , et qu'il était en rapport extrême de communications sympathiques avec les organes qui n'ont pas en apparence , avec lui , des rapports sensibles. (Voir page 10.)

Broussais a fait plus ; il fournit une histoire complète des sympathies si variées , si importantes des viscères digestifs ; il a expliqué par elles plusieurs maladies dont la nature était ignorée ou mal connue ; il n'a vu dans les fièvres essentielles qu'une influence exercée sur divers organes par l'estomac enflammé. Procédant du simple au composé , ce médecin a montré d'abord les relations sympathiques de l'estomac pendant l'état de santé , pendant l'acte de la digestion ; il a rappelé que lorsque ce viscère est surchargé d'aliments , la tête est lourde, pesante , les membres sont brisés , sans forces , et affectés de douleurs articulaires contusives ; il a trouvé un rapport parfait entre ce qui avait lieu alors et ce qu'on voit dans l'état de maladie ; car , et tel est l'un des caractères distinctifs de sa doctrine , il explique la pathologie par la physiologie. Enfin Broussais , pour achever de peindre l'importance du système gastrique, a fait observer que l'on confie à sa membrane muqueuse la plupart des médicaments avec lesquels on combat les maladies. Comment peut-on, a-t-il dit , déposer ainsi sur la membrane muqueuse extrêmement sensible des organes digestifs , une foule de substances que l'on adresse aux parties les plus éloignées du corps, si l'on ne connaît avec certitude les signes et les effets de leur irradiation ?

Il faut convenir que Broussais avait ici pleinement raison; car, en effet, on administre trop souvent des substances médicamenteuses que l'on croit avoir bien expérimenté et qui laissent trop de doutes pour le praticien ; et ce qui prouve cette assertion, c'est que, si le malade demande à son médecin l'effet qu'il doit attendre du médicament, le plus souvent il lui répondra : « Ça guérit, mais nous ne savons comment. » Peut-on être plus empirique et avouer plus ouvertement à son malade l'impuissance de son art ?

Si on voulait faire l'histoire des sympathies du système gastrique, on pourrait, sans crainte de se tromper, les comprendre toutes. Nous ne nous proposons pas de la faire dans ce traité; embarrassés par le nombre et l'importance des faits dont elle se compose, nous choisirons parmi eux. Indiquons d'abord les sympathies physiologiques de l'estomac. Dans le travail de la digestion, un nombre infini de sympathies physiologiques ont lieu; telles sont une excitation générale du cœur et de toutes les fonctions, qui est bientôt remplacée par une sorte de débilité des organes ; le *cerveau*, les *sens*, les *muscles* perdent une partie de leur activité; le besoin du sommeil survient, sensation d'un frisson léger à la peau; pendant que les aliments se convertissent en chyme, l'estomac s'empare des forces de tous les organes en général jusqu'à ce que la digestion se soit accomplie. C'est alors que tous les organes sentent une vigueur nouvelle s'exercer avec énergie, que l'imagination des sens se met en jeu, et que les facultés intellectuelles recouvrent toute leur activité ; et cela s'explique, quand on réfléchit, en effet, aux rapports intimes que l'appareil digestif a avec le *plexus solaire*, lui seul étant chargé, par son degré d'énergie, de la plus importante fonction, fonction qui s'irradie dans tout l'organisme; quand on réfléchit que c'est de cette puissance unique que tous les organes en général, y compris ceux des sens, seront plus ou moins aptes à montrer extérieurement l'énergie, la force, la souplesse, la grâce, l'attention, la conception, peut-on se refuser à admettre l'importance des sympathies du plexus solaire (Voir *Plexus solaire*, p. 125).

La faim s'accompagne de phénomènes sympathiques, caractérisés par une langueur générale, surtout du cerveau, qui diminue ses sécrétions du fluide nerveux, une sensation de faiblesse dans les organes des sens et de tous les organes en général. Mais, au moment où elle est satisfaite, le physique reçoit du plexus solaire toute son influence par l'énergie qu'il exerce sur les fonctions nutritives des digestions. Alors les idées, l'imagination, l'esprit, reprennent leur essort, le jugement sa netteté, le courage sa force, etc.

Rappelons ici quelques-unes des belles considérations de Broussais sur la faim : « Le sentiment, dit-il, qui ne se borne pas au cas de vacuité de l'estomac, mais qui persiste encore pendant la digestion dans les convalescences, nous prouve que tous les tissus du corps où s'exerce la chimie vivante, correspondent avec l'estomac. »

La disposition convergente des rameaux du grand sympathique vers ce viscère, nous fait voir que cette correspondance ne saurait suivre une autre route.

La sensation d'une douleur à l'épigastre montre le siége du sens interne où se fait sentir la perception de la faim ; c'est bien la membrane muqueuse, puisque, à peine est-elle touchée par les aliments, ce sentiment disparaît.

La concomitance d'une douleur ou d'une faiblesse des muscles durant la faim, d'un plaisir, d'une force et d'une disposition, dans ces mêmes tissus, lorsque la faim est apaisée, signifie que l'estomac souffre et jouit avec tout l'appareil locomoteur, ou, si l'on aime mieux, que la perception de la douleur ou du plaisir dans le sens gastrique est accompagnée d'une perception analogue dans le système musculaire ; la tristesse, la gaîté, la fureur, qui marchent toujours de concert avec la douleur ou le plaisir en question, nous avertissent que le moi est entraîné dans ses jugements par la sensation de douleur ou de plaisir qu'il reçoit du sens interne gastrique et des tissus qui partagent ses modifications.

Le calme de la circulation, pendant la faim, nous apprend que les forces sont dirigées vers l'appareil de relation dont l'action est nécessaire pour satisfaire le besoin.

Le frisson qui suit le repas, signale le moment où les forces sont appelées pour concourir à la digestion. L'excitation consécutive du cœur et l'accélération du cours du sang qui suit celle de l'acte respiratoire, nous attestent l'influence de l'estomac sur le cœur et les poumons. Cette dernière influence est mieux signalée par l'accroissement de la sécrétion muqueuse du poumon que par l'accélération de l'effort inspiratoire ; car cette dernière est également produite par l'exercice musculaire ; ce qui montre qu'elle dépend ici, comme pendant la digestion, de l'abondance du sang qui parvient aux poumons.

C'est, ajoute Broussais, pour n'avoir pas bien compris tous ces phénomènes physiologiques et pour n'en avoir pas fait l'application à la pathologie, que l'on a méconnu jusqu'ici la véritable nature des fièvres, et même du plus grand nombre des maladies des hommes et des animaux domestiques. (*Réflexions sur les fonctions du système nerveux en général*, etc, *Journal universel des Sciences*, novembre 1818.)

Avant de montrer que l'estomac enflammé trouble les fonctions des autres organes, voyons-le souffrir de maladies étrangères à son tissu. De véritables sympathies unissent entre elles les différentes parties de l'appareil digestif.

L'estomac est irrité vivement lorsqu'une membrane muqueuse est enflammée ; l'irrégularité, l'imperfection de la digestion, un malaise épigastrique, la sensation d'une douleur dans l'estomac, sont des symptômes, non-seulement des catarrhes, mais encore des leucorrhées, des blennorrhagies chroniques, etc.

On a négligé long-temps, et jusqu'à Broussais, d'observer l'irritation gastrique qui précède et accompagne la plupart des phlegmasies cutanées, spécialement la *miliaire*, la *scarlatine* et la *rougeole*. Broussais pense que l'on ne doit point isoler l'inflammation de la peau de l'affection des membranes muqueuses ; suivant lui, celles-ci sont malades les premières, et la fièvre dite d'invasion a lieu. Trois jours s'écoulent, l'éruption cutanée se fait par degrés, et, par degrés, la *gastro-entérite* diminue ; si l'inflammation des téguments est très violente, elle affecte de nouveau sympathiquement la membrane muqueuse gastrique et l'inflammation *gastro-intestinale* reparaît.

Le même médecin a fait observer que lorsque cette phlegmasie avait beaucoup d'intensité au début de la maladie, elle persistait pendant l'éruption cutanée qui lui donne une énergie nouvelle.

Que d'exemples on pourrait citer de vomissements sympathiques, depuis ceux qui succèdent à la titillation de la luette, jusqu'à ceux qui viennent pendant le cours d'un grand nombre de phlegmasies ! Ne sont-ils pas l'un des symptômes ordinaires de la céphalalgie ? l'un des effets de la vue de certains objets qui inspirent le dégoût ?

Toutes les phlegmasies assez vives pour produire la fièvre, ne la produisent, dans la doctrine de Broussais, que par le concours indispensable de l'irritation des membranes muqueuses, surtout *gastriques*.

Mais voyons l'estomac irrité affecter les organes, troubler leurs fonctions ; indiquons les sympathies que la *gastro-entérite* met en activité. (Voir *Gastro-entérite*, page 14.)

L'affection du cerveau se déclare par la céphalalgie, qui, dans la gastrite, est ordinairement frontale-sus-orbitaire; le malade est triste, inquiet sur son sort, souvent il délire; il ressent dans les articulations des douleurs aiguës, violentes; dans les membres, surtout dans les membres supérieurs, des douleurs contusives, une sensation de fatigue. Lorsque la maladie a beaucoup d'intensité, le système nerveux est affaibli; les muscles ont perdu leurs forces; ils ne peuvent se contracter; si, au contraire, les nerfs sont irrités, les organes musculaires éprouvent des convulsions violentes, l'expression ordinaire du visage a changé; elle peint des pressentiments funestes. La violence de la douleur modifie le caractère de la voix; son caractère naturel est altéré, elle est quelquefois éteinte. Comme les nerfs, le cerveau et les muscles, le cœur est malade de l'inflammation de la membrane muqueuse gastro-intestinale. Le pouls est, en général, vif, fréquent, serré, petit; il est souvent large et plein chez les individus dont le tempérament est sanguin; il est petit, misérable, lorsque la phlegmasie menace de la gangrène ou lorsqu'elle a été causée par un agent délétère. Une toux sèche et d'un caractère particulier, une toux que que l'on nomme *gastrique*, annonce l'irritation du poumon; si le *cardia* est le siége principal de la phlegmasie, la respiration est pénible et douloureuse : certaines toux *gastriques* sont violentes et s'accompagnent de crachements de sang. Divers changements dans l'état ordinaire des sécrétions augmentent le nombre de ces sympathies : la sécrétion de la *bile*, supprimée quelquefois, se fait, en général, avec plus d'activité, le *rein* ne fait plus ses fonctions, toutes les sécrétions extérieures sont suspendues; on sent à la peau, et surtout dans la région épigastrique, une douleur âcre, qui augmente avec la fréquence du pouls et diminue avec elle,

sinon toujours, du moins dans le plus grand nombre de cas ;
on voit ordinairement les téguments collés sur les muscles et
couverts de vergetures rougeâtres ; on remarque à la pointe
de la langue et sur ses bords, une rougeur dont l'intensité
varie depuis un rose tendre jusqu'au rouge de feu le plus
ardent. Lorsque la *gastro-entérite* a une grande violence, la
langue est gercée, tremblante, couverte d'une matière noirâtre très épaisse, et, dans des cas moins graves, d'un enduit blanchâtre assez dense et épais ; il y a des aphthes
dans l'intérieur de la bouche ; la conjonctive et la membrane
muqueuse de la gorge, et celle de l'appareil *génito-urinaire*,
sont irritées avec plus ou moins de violence ; on observe souvent la constipation avec ou sans vomissements ; les parois
abdominales sont rétractées ; les extrémités des membres
sont froides. Telles sont les sympathies *ordinaires* de la
gastro-entérite : elles présentent des modifications importantes dans différentes circonstances qu'il convient d'indiquer succinctement. Broussais sera encore ici notre guide
dans le système cérébro-spinal.

Si le système nerveux de l'appareil *cérébro-rachidien* a
reçu spécialement l'influence sympathique que l'estomac
enflammé exerce sur tous les organes, il survient de l'in-
somnie, un délire gai ou triste, tranquille ou furieux ; de
grands changements dans l'action naturelle des sens ; les
réponses du malade sont brèves, entrecoupées ; les soubresauts des tendons, la carphologie, et toute la série des symptômes que l'on nomme ataxiques, caractérisent cette forme
de la *gastro-entérite*. Il n'y a point de fièvre ataxique essentielle.

Mais les plus remarquables des sympathies de l'inflammation *gastro-intestinale* sont des frissons, un sentiment de
lassitude dans les membres, beaucoup de soif, une chaleur

âcre à la peau , la rougeur vive du pourtour de la langue , une céphalalgie sous-orbitaire, le développement du pouls avec redoublement le soir, de la répugnance pour toutes les substances irritantes, le désir des acides, beaucoup de sensibilité à l'épigastre. Voilà une nouvelle forme de la *gastro-entérite*, voilà la fièvre *gastrique* essentielle des auteurs.

Si la *gastro-entérite* a marché avec rapidité et une grande violence ; si elle est beaucoup prolongée , les forces musculaires sont abattues et paraissent anéanties, la langue est fuligineuse, sèche, tremblante, contractée, pointue, couverte, ainsi que l'intérieur de la bouche, d'une matière noirâtre, épaisse ; les excrétions sont extrêmement fétides ; symptômes qui caractérisent une forme de *gastro-entérite* et ne constituent pas cette abstraction que les auteurs appellent fièvre adynamique essentielle.

Lorsque le malade a un tempérament lymphatique acquis ou constitutionnel, ou lorsqu'il se fait chez lui une grande sécrétion muqueuse, la *gastro-entérite* se montre sous une physionomie particulière ; alors surviennent des aphthes dans la bouche, une salivation abondante, souvent un catarrhe général, la leucorrhée, une sueur épaisse ; la langue, rouge sur ses bords, est couverte d'un enduit blanchâtre ou grisâtre ; les membres et les articulations, gonflés ou œdémateux, sont le siège de douleurs contusives et obtuses. A cet ensemble de symptômes, un partisan de la doctrine médicale de Pinel reconnaît une fièvre muqueuse essentielle ; un disciple de Broussais, une inflammation qui porte spécialement sur les follicules muqueux de la membrane muqueuse gastro-intestinale.

Ce ne sont aussi, aux yeux de Broussais, que des formes particulières de *gastro-entérite*, les maladies auxquelles on a donné les noms de *fièvre jaune*, de *typhus*, de *peste*, de *pourriture d'hôpital* (Voyez *Journal du Dictionnaire des sciences médicales,* années 1818 et 1819.)

Les formes de la *gastro-entérite* ne sont pas constantes, invariables ; elles peuvent subir des modifications importantes, se combiner entre elles, et alors elles s'accompagnent de phénomènes sympathiques autres que ceux qui ont été affectés à chacune d'elles en particulier. Ces sympathies doivent nécessairement changer, suivant que l'inflammation porte spécialement sur tel ou tel système d'organes.

Maintenant il sera question d'un appareil qui n'est pas de moindre importance que les précédents; nous voulons parler des organes de la génération. Nous allons d'abord décrire les plexus et les nerfs qui s'y distribuent, ensuite nous parlerons de ces organes, de leurs fonctions et de leurs sympathies.

Plexus lombaire.

Il fournit principalement des branches externes qui se distribuent aux muscles et aux téguments abdominaux, une branche interne ou génito-crurale, etc

Plexus sacré ou sciatique.

Ce plexus fournit des branches postérieures et des branches antérieures, et se termine ensuite au nerf sciatique ; les branches postérieures donnent des rameaux fessiers, un rameau crural et des rameaux génitaux; les branches antérieures donnent des rameaux hémorrhoïdaux, vésicaux, utérins et vaginaux, qui forment ensemble, et avec quelques ganglions abdominaux et sacrés, le plexus hypogastrique, etc.

Plexus hypogastrique.

Comme tous les plexus, c'est un entrelacement nerveux situé dans la cavité pelvienne, formé par les nerfs sacrés et le plexus mésentérique inférieur. Le plexus hypogastrique donne des rameaux à l'intestin rectum, à la vessie, aux vésicules séminales; et chez la femme, au vagin et à la matrice, en suivant dans toutes ces parties le trajet des artères correspondantes.

Plexus spermatiques.

Ils sont au nombre de deux, et proviennent des plexus rénaux. (V. *Plexus rénal*, p. 135.)

DES ORGANES DE LA GÉNÉRATION.

Les organes génitaux envisagés par rapport aux sexes, offrent, au premier aperçu, une différence trop obstensible entre le mâle et la femelle pour qu'il soit besoin de s'appesantir sur elle; celle-ci frappe surtout le vulgaire, mais elle n'est, comme on sait, pour le physiologiste, que l'un des nombreux caractères physiques qui servent d'ailleurs à distinguer l'homme de la femme.

Le mot âme vient d'amour, d'aimer; il est la contraction du verbe aimer, c'est-à-dire vivifier, donner une âme, parce que la vie est toujours le résultat de l'amour et de la génération. L'amour est donc le principe de la vie : vivre n'est rien autre qu'aimer !

Il ne faut pas prendre ici le mot amour dans l'acception qu'on lui donne communément dans la société, mais il faut considérer ce phénomène dans toute son étendue au sein de la nature.

Appareil génital chez l'homme.

Il se compose : 1° des organes dont l'usage est relatif à la sécrétion de l'humeur séminale, du pénis qui sert à son excrétion. Le pénis (verge) doit son volume et sa forme aux deux corps caverneux ; ceux-ci partent des tubérosités sciatiques où ils sont attachés, gagnent la symphyse des pubis, s'unissent entre eux et avec l'urètre, et se terminent en pointe avec le gland. Leur tissu spongieux est protégé par une membrane fibreuse propre.

Le sperme est une humeur visqueuse, blanchâtre et d'une odeur fade, *sui generis*, qui est mêlée aux sucs muqueux de la glande prostate et des glandes de *Cowper*, lors de son émission. Les animalcules qu'on y a découverts n'y sont bien apparents, d'après les observateurs, que dans l'âge viril et dans l'état de santé.

La prostate est une glande de la grosseur d'une châtaigne, située au devant du col de la vessie, derrière la symphyse pubienne; elle est d'un blanc grisâtre, dense, très résistante, sécrète un liquide visqueux et blanchâtre ; elle donne naissance à des conduits excréteurs qui se réunissent au nombre de dix à quinze et vont s'ouvrir dans le canal de l'urètre. Le fluide qu'elle y verse est destiné à lubréfier et à servir de véhicule à la liqueur spermatique dans l'acte vénérien.

Plusieurs muscles impriment à la verge les secousses nécessaires à l'exercice de ses fonctions.

La peau dont le pénis est recouvert se prolonge sur le gland pour former le prépuce.

Du testicule.

Les testicules, suspendus au milieu des bourses, ont une

forme ovoïde et sont d'un aspect lisse et luisant. Plusieurs membranes les recouvrent.

On trouve, en procédant de l'extérieur à l'intérieur : 1.° le scrotum ; 2° le dartos ; 3° la tunique érythroïde ; 4° la tunique vaginale ; 5° enfin, la tunique albuginée, dans l'intérieur de laquelle est contenue la substance propre du testicule.

La substance propre du testicule est composée de petits vaisseaux appelés séminifères, qui se rendent tous dans le corps d'*Hygmore*. Celui-ci communique avec l'*épididyme*. Ces deux organes sont des parties différentes d'un même conduit. Le canal *déférent*, qui leur fait suite, entre dans l'abdomen par le canal inguinal, en formant, avec les vaisseaux et les nerfs du testicule, le *cordon spermatique*. Le canal déférent se sépare bientôt de ce dernier pour se porter derrière la vessie, en se rapprochant du canal déférent du côté opposé. Il s'ouvre d'une part dans la vésicule séminale, et de l'autre dans le canal de l'urètre, sous le nom de *conduit éjaculateur*.

Des vésicules séminales.

Les vésicules séminales sont deux petits réservoirs adossés l'un à l'autre, situés derrière le bas-fond de la vessie, et dirigés de manière que leur base est tournée en haut et en dehors, et leur sommet en dedans et en bas, près de la glande prostate. (V. *Prostate*, p. 142.)

Leur cavité est partagée en plusieurs petites loges qui communiquent avec le canal déférent, comme il a été dit plus haut, et de plus avec l'urètre, par le moyen du conduit éjaculateur.

Le sperme, sécrété par les vaisseaux du testicule, passe successivement par le corps d'Hygmore, l'épididyme et le canal déférent qui le dépose dans les petites loges des vésicules séminales, où il est modifié par l'absorption de quelques-uns de ses principes.

Appareil génital de la femme.

Beaucoup plus compliqué que celui de l'homme, se compose de parties externes et de parties internes :

Les premières, externes, comprennent les éminences suspubiennes et la vulve.

La vulve offre les *grandes* et *petites lèvres,* le *clitoris*, le *méat urinaire*, la *fosse naviculaire*, l'*orifice* du *vagin* et la *membrane hymen*, qui, après la défloration, est remplacée par les caroncules myrtiformes, etc.

Les deuxièmes, internes, sont le *vagin*, la *matrice*, les *trompes utérines* et les *ovaires*.

Le vagin est un canal oblique, étendu de la vulve au col de l'utérus qu'il embrasse ; son intérieur, garni de rides transversales, est lubréfié par un fluide muqueux plus ou moins abondant.

De l'utérus.

La matrice, appelée encore *utérus*, est située entre la vessie et le rectum. Elle est de forme triangulaire, large en haut, étroite en bas.

On y reconnaît trois régions : une supérieure, le bas fond ; une moyenne, le corps ; une inférieure, le col ; celui-ci fait saillie dans le vagin.

La cavité de l'utérus offre trois ouvertures : une inférieure, qui répond à l'orifice du col ; deux supérieures, qui répondent aux angles de son fond et communiquent avec les trompes contenues entre deux feuillets séreux avec les ovaires et les ligaments.

Des trompes.

Les trompes sont deux canaux destinés à faire communi-
quer momentanément l'utérus avec les ovaires ; elles naissent, comme nous venons de le dire, des angles supérieurs
de l'utérus, et se terminent par une portion rougeâtre et
frangée, appelée pavillon, qui tient à l'ovaire par un de ses
filaments.

Des ovaires.

Les ovaires sont des corps ovoïdes, aplatis, de la grosseur
d'une aveline et d'un aspect comme fibreux à l'intérieur. Ils
sont composés de petites vésicules qui renferment un fluide
visqueux et jaunâtre. Le sang est porté dans les organes génitaux par les artères honteuses et hypogastriques. Les nerfs
proviennent des nerfs sacrés, des plexus décrits ci-dessus, qui
émanent du nerf *grand sympathique.* (Voir page 123.)

Fonctions des organes génitaux.

La génération est la fonction qui renouvelle les individus
et perpétue l'espèce.

Elle nécessite le concours des deux sexes. Ceux-ci ne sont
aptes à la propagation que lorsqu'ils sont parvenus à l'âge
de puberté.

Les sexes, indépendamment de la différence de leurs organes génitaux, ont des caractères physiques qui les distin-
guent : l'homme a en partage la force et la vigueur, la
femme la faiblesse, la douceur et les grâces.

La copulation est le premier acte de la génération. Elle résulte du concours des deux sexes.

Chez l'homme, elle nécessite l'érection du pénis. L'érection est occasionnée, par l'exaltation vitale qui détermine une turgescence sanguine dans le tissu spongieux de l'urètre et des corps caverneux. Cet orgasme est partagé par les organes de la sécrétion séminale.

Chez la femme, les parties sexuelles entrent dans un état analogue : leur température est plus élevée, et la sécrétion muqueuse plus abondante.

Lorsque la copulation est fécondante, le pavillon s'érige et s'applique sur l'ovaire, d'où résulte un conduit non interrompu de ce dernier à l'utérus, et à la faveur duquel s'effectue la *conception* ou *imprégnation*, phénomène merveilleux dont le sperme est l'agent, soit en avivant un des germes contenus dans l'ovaire, soit en lui fournissant quelques-uns de ses éléments. Les vésicules de l'ovaire se gonflent et brisent leur enveloppe commune, l'une d'elles laisse échapper l'*ovule*, vésicule microscopique transparente, que saisit la trompe par son pavillon pour le conduire ensuite, par un mouvement rétrograde, dans la cavité utérine, où on le découvre au bout de quelques jours.

Grossesse ou gestation.

Elle consiste dans les développements successifs et coïncidents du produit de la conception et de l'utérus auquel le fœtus est fixé, et dans les divers changements qu'éprouve l'économie de la femme pendant cet état, dont la durée est de deux cent soixante-quinze à deux cent quatre-vingts jours.

Toutes les parties du nouvel être sont originairement fluides ; leur forme est arrêtée avant même que la coloration et la texture ne s'y manifestent.

Leur développement se fait de la circonférence au centre,

et par parties isolées qui se réunissent ensuite; enfin, le fœtus, dans sa totalité comme dans chacune de ses parties, passe successivement par des phases d'organisation qui, transitoires chez lui, sont des états permanents ou normaux dans les divers degrés de l'échelle animale. Vers la troisième semaine après la conception, l'*embryon*, qui, jusqu'alors, était tout gélatineux, se montre dans l'ovule sous l'apparence d'un petit corps oblong de deux à trois lignes. De la quatrième à la sixième semaine, un petit gonflement indique la tête; deux tubercules à chaque extrémité du tronc sont les rudiments des membres, et les organes dont la couleur tranche sur la diaphanéité des autres parties, offrent déjà quelques traces : tels sont les yeux, que l'on reconnaît à deux points noirs, le cœur à une petite tache rouge, les gros vaisseaux à des lignes de même couleur, etc.

L'œuf humain (c'est ainsi qu'on appelle le fœtus et ses dépendances) est composé :

1º De plusieurs membranes qui en forment les parois; ce sont la *caduque-utérine* et *réfléchie* ou *fœtale*, le *chorion* et l'*amnios*;

2º Du *placenta*, sorte de gâteau cellulaire et vasculeux implanté dans un point de la cavité de la matrice, et formé d'un côté par les vaisseaux utérins, et de l'autre par ceux du cordon;

3º Du *cordon ombilical*, qui se rend du placenta à l'ombilic du fœtus, et se compose de la veine et des deux artères ombilicales, des vaisseaux *omphalo-mésentériques* et de l'*ouraque*,

4º Des deux vésicules allantoïde et ombilicale;

5º Enfin du *fœtus*, qui nage dans les eaux de l'amnios. Ces eaux, dont la quantité varie, sont albumineuses et légèrement alcalines et acides.

Enfin, la grossesse étend ses influences sur tout l'organisme de la femme, sur sa physionomie, sa démarche, ses appétits, son caractère, etc.

L'accroissement du fœtus est dû aux matériaux nutritifs que le sang de la mère, élaboré par le placenta, lui apporte en circulant dans les vaisseaux ombilicaux. La part que l'on attribue encore au liquide de l'amnios, à celui de la vésicule ombilicale, etc., sur la nutrition du fœtus, ne repose que sur des conjectures.

La durée de la grossesse est ordinairement de neuf mois. Ce terme peut varier néanmoins suivant les différentes circonstances.

Accouchement.

C'est l'expulsion du fœtus et de ses annexes hors de l'utérus. Il y a *avortement* ou *fausse couche*, lorsqu'il se fait avant le septième mois : la viabilité de l'enfant est alors très précaire. Après cette époque, l'accouchement n'est que *prématuré*, et l'enfant est d'autant plus viable qu'il approche davantage du terme ordinaire.

Lorsque la grossesse approche de son terme, la nature prélude, pour ainsi dire, à l'accouchement, par des douleurs vagues, dites de *reins*, lesquelles peuvent durer plusieurs jours.

Quand le travail est décidé, le fond de la matrice se contracte par intervalle sur le fœtus ; la tête de celui-ci présente son plus grand diamètre au diamètre analogue du détroit supérieur, et chasse devant elle les eaux de l'amnios, qui font faire aux membranes une saillie appelée *poche des eaux* ; le col de l'utérus se dilate peu à peu et descend, suivi de la tête qui franchit le détroit supérieur, pour arriver dans l'excavation du bassin ; là, elle comprime les nerfs sacrés, ce qui est une des causes principales des douleurs vives et des crampes qui tourmentent la femme pendant le travail.

La poche des eaux, de plus en plus tendue, crève enfin,

et les eaux qui s'en écoulent lubréfient les parties génitales. Peu de temps après, les efforts douloureux se renouvellent, la tête se dégage du col de l'utérus et vient se présenter à la vulve, qu'elle dilate peu à peu; enfin, une dernière contraction de l'utérus, secondée par celle des muscles abdominaux, la fait sortir entièrement, et bientôt le reste du corps la suit, chassé par le même mécanisme.

Aussitôt que l'enfant est au dehors, l'air et toutes les choses qui sont en contact avec sa peau l'irritent; il s'agite, crie, et déjà la *respiration* est en exercice; la *circulation* change et prend la direction qu'elle doit conserver toute la vie.

La circulation du *fœtus* est différente de celle de l'enfant qui a respiré. Son mécanisme offre des particularités importantes, surtout dans les organes principaux de cette fonction.

Le sang cesse de se porter dans le cordon ombilical, dont on fait la section à deux pouces du ventre de l'enfant : la portion de ce cordon, qui tient à la mère, sert à solliciter le décollement et l'expulsion de placenta et des membranes du fœtus. Ce dernier travail, dû encore aux efforts de contraction de l'utérus, est appelé *délivrance*.

Le placenta et les membranes ont reçu le nom commun d'*arrière-faix* ou *secondines*.

Les mamelles, qui s'étaient déjà gonflées, acquièrent plus de volume du deuxième au troisième jour des couches ; elles sont plus sensibles. Un léger mouvement fébrile, connu sous le nom de *fièvre de lait*, se déclare ; le lait se sécrète et le calme est rétabli.

Après la naissance, l'enfant se suffit à lui-même pour tout ce qui regarde les actions intérieures de ses fonctions nutritives ; mais la faiblesse de ses organes extérieurs, et surtout la fragilité de son existence, le tiennent pour long-temps encore sous la dépendance de la mère, qui doit prévoir ses besoins, diriger les premiers actes de ses fonctions de relation, en un mot, lui rendre tous les soins que comporte la maternité.

Sympathie des organes génitaux et de l'utérus.

S'il faut en croire Gall, les organes génitaux entretiennent des relations sympathiques fort évidentes avec la nuque (*cervelet*) ; toujours renfermé dans son principe systématique, ce physiologiste soutenait avec acharnement que le cervelet était le siége de la progéniture, et, prenant l'effet pour la cause, il ne pouvait prévoir, dans ses observations, exprimées du reste avant lui par Hippocrate, que ces phénomènes n'étaient que le résultat de la surexcitation des voies gastriques ou pour mieux dire des nerfs du *plexus solaire* qui émanent du grand sympathique.

Ce qu'il y a même d'étonnant, c'est que Gall, anatomiste distingué et réfléchi, n'ait pas mieux défini les rapports sympathiques des parties génitales avec le *cervelet* ; mais sans doute, égaré par son système, il ne pouvait, sous peine de se contredire, faire jouer le grand rôle au grand sympathique et s'éloignait ainsi des lois de la nature.

Les parties génitales ont donc des fonctions particulières à remplir comme tous les organes indépendants les uns des autres ; ils fonctionnent, sécrètent, élaborent, etc., sans rapport aucun, si ce n'est par le système nerveux ; aussi, je me plais à dire que Gall, Spurzheim et autres rêveurs de ce genre, ont pitoyablement perdu leur temps, en voulant développer un système peu sympathique avec la raison, encore moins avec ces disciples qui le laissent tomber dans l'oubli. Ainsi, toutes les chimères aussi folles que déraisonnables qui paraissent sur l'horizon, séduisent constamment la méde- cine; et celle-ci se plaît à en faire des monstres qui font honte à leurs auteurs et horreur à l'espèce humaine.

Sans doute les organes génitaux entretiennent des rela- tions de sympathie avec le larynx chez l'homme, avec le cou et les glandes mammaires chez la femme; mais, encore une fois, ce n'est que par l'action des nerfs qui, par translation, vont exciter les organes qui, à leur tour, appellent le sang qui afflue alors, et sécrètent les fluides qui leur sont propres; mais on n'a jamais vu la *glande mammaire*, par exemple, sé- créter de la bile, le *foie* de l'urine, le *rein* du fluide pan- créatique, etc., pas plus que le cervelet du sperme.

Lorsque la puberté s'établit, le menton de l'homme et le pubis des deux sexes se couvrent de poils, la voix change, devient plus ou moins grave, car le larynx se développe beaucoup alors.

De même chez la femme, il se fait périodiquement par le vagin un écoulement sanguin dont la cause n'est pas encore bien déterminée. Le sein s'arrondit, s'élève, les glandes mam- maires se développent, elles conservent toujours une intime liaison sympathique avec l'utérus. Les mamelles grossissent pendant la grossesse; quelques jours après l'accouchement, elles deviennent le siége d'une fluxion sympathique dont une abondante sécrétion de lait est le résultat. Ces glandes, qui se sont développées au moment même où l'utérus a été le siége d'une révolution, cessent leurs fonctions en même temps que cet organe cesse de remplir les siennes. La glande mam- maire sympathise avec l'utérus, et le mamelon avec les par- ties génitales externes. La titillation du mamelon appelle les désirs vénériens et détermine l'érection du clitoris; son érection accompagne ordinairement le coït. Tous ces phénomènes, encore une fois, ne sont-ils pas l'effet sensitif du nerf grand sympathique correspondant plus ou moins dans diverses régions de l'économie et de manière à ce que l'effet d'un organe puisse devenir cause sur un autre et réciproquement. Mais admettons avec raison que le nerf grand sympathique a reçu le baptême que la nature lui devait, et concluons que le cerveau élabore le fluide pour les nerfs, et que les nerfs seuls sentent, vivent, donnent la vie à tous les organes ; enfin, que c'est par leur grand nombre comparativement à ceux de l'animal, que nous devons ce haut degré d'énergie, de volition, d'intelligence !

C'est presque toujours par sympathie que sont excités à l'acte de la génération les organes génitaux de l'un et de l'autre sexe ; mais l'érection de la verge porte spécialement ce caractère.

Il existe une sympathie remarquable entre l'appareil digestif et les organes génitaux. Beaucoup de jeunes gens qui abusent du coït ont un besoin insatiable d'aliments, et cependant ils ne prennent pas d'embonpoint ; bientôt les organes gastriques sont affectés d'une irritation vive, l'alimentation ne se fait plus avec régularité. Ces effets sont beaucoup plus marqués lorsque les pertes de semence ont lieu par la masturbation.

Il n'est pas rare de voir des jeunes gens devenir tuberculeux après les excès du coït ou la masturbation trop réitérée : souvent il survient alors de vives coliques, suivies d'une diarrhée abondante, quelquefois accompagnée de ténesme insupportable ; enfin la phthisie devient à son comble et la mort.

Il nous serait aisé ici de faire l'histoire des phénomènes sympathiques susceptibles de survenir à l'époque de puberté chez les deux sexes ; mais nous nous réservons de remplir

cette lacune dans le cours de l'ouvrage sus-énoncé. (Voir
Masturbation.)

Observations.

Nous avons dit plus haut combien la douleur physique
était une cause commune de lipothymie (Voir *Lipothymie,*
page 159.), nous avons rappelé les étroites connexions sympathiques qui unissent le cœur au cerveau, aux poumons, à
l'appareil digestif, et prouvé par des faits que l'estomac ne
peut être malade que les autres ne reçoivent bientôt l'influence sympathique des désordres qu'il éprouve, et qu'ils se
guérissent promptement si l'estomac se rétablit.

Il n'y a donc plus à se refuser à la conception de ces vérités dévoilées par la simple réflexion. Il serait impossible de
pouvoir les nier, puisque chaque système d'organes, d'appareils affectés réagit d'une manière fort remarquable par le
plus petit symptôme vers la région abdominale, siège d'où
l'estomac communique par sympathie à tout l'organisme par
les nerfs du *plexus solaire* ; c'est ainsi que les maladies du
foie, de la *rate,* des *reins,* de l'*appareil respiratoire* (poumons), de l'*appareil circulatoire* (cœur, artères, veines), de
l'*appareil cérébro-spinal* (cerveau, nerfs, etc.), sont des
formes inflammatoires qui portent, comme nous venons de
le dire, et l'exprime très bien Broussais, sur les follicules
muqueux de la membrane gastro-intestinale.

Il est donc maintenant bien facile, d'après tous ces faits
exposés avec clarté et précision, de subordonner toutes les
sympathies à une loi générale (*tube intestinal*). Nous allons
donc expliquer les sympathies de chacun des appareils ci-
dessus décrits. (Voir *Structure et fonction du foie,* page 22.)

Nous allons décrire le plexus hépatique, ensuite parler de
la sympathie du foie avec les autres organes.

Plexus hépatique.

C'est une division du plexus cœliaque décrit page 130, destinée aux vaisseaux hépatiques, à exciter le foie et à lui faire accomplir ses fonctions sécrétoires de la bile.

Sympathies du foie.

Il est peu de maladies aiguës des viscères qui n'affectent le *foie*, et, par conséquent, le *tube intestinal*, puisque le *foie* est un organe auxiliaire de l'*appareil digestif*. (Voir p. 22.)

Il existe entre le cerveau, l'estomac et le foie, une réciprocité d'affection bien remarquable.

M. Bricheteau a donné une bonne histoire de cette sympathie. Ce médecin la signale d'abord lorsqu'il n'y a aucun dérangement dans les fonctions des organes; il rappelle que plusieurs des hommes dont les passions sont vives et les facultés intellectuelles très développées, très actives, ont une constitution sèche, un tempérament bilieux, et un teint dont la couleur annonce beaucoup d'activité dans la sécrétion biliaire; s'ils méditent quelques grands projets, s'ils éprouvent une affection morale vive, s'ils se livrent à de grandes contentions d'esprit, alors le *foie* remplit ses fonctions avec une énergie nouvelle, la peau, la conjonctive se colorent en jaune, la région du *foie* est quelquefois douloureuse.

M. Bricheteau rapporte plusieurs exemples d'ictères dont les causes étaient morales, témoin celui-ci. Un jeune officier reçoit un soufflet dans un lieu public; il veut venger son injure sur-le-champ; on le retient, tous ses efforts sont impuissants : il devient *ictérique* presque au même moment.

Cet auteur dit plus loin que le foie, dont le lobe gauche se prolonge souvent dans l'épigastre, est en grande partie le siége des fortes passions qu'on éprouve dans cette région, lorsqu'une impression violente et subite vient frapper le cerveau.

Remarquons aussi que l'organe du foie reçoit un grand nombre de filets nerveux du plexus solaire. Hippocrate avait observé que les plaies de tête affectent le foie de préférence aux autres viscères.

Les médecins en général savent depuis long-temps que plusieurs névroses cérébrales n'ont pas d'autres causes que l'altération de la bile ; l'hypocondrie, la manie et plusieurs autres affections de même nature, sont souvent les résultats de son influence sur la région épigastrique (*plexus solaire*).

S'il faut en croire MM. les phlébotomistes, il est peu de maladies aiguës des viscères et de tous les organes en général qui n'affectent le foie par sympathie.

Nous croyons, au contraire, que le foie et le tube intestinal, par leurs mauvaises élaborations, concourent à affecter les organes et à les prédisposer aux maladies ; c'est sans doute aussi par cette seule et unique cause, que les médecins de l'école, procèdent en sens inverse de nous pour guérir. Ce ne peut être que cette grossière erreur qui les fait, sans discernement aucun, répandre le sang, ce fluide précieux !

Du plexus rénal.

Ce plexus est un lacis nerveux, double comme l'organe auquel il appartient, et provenant des *plexus solaire* et *cœliaque*, de la partie externe des ganglions semi-lunaires, et des petits nerfs splanchniques. Il pénètre dans la substance propre du *rein*, en suivant les rameaux de l'artère rénale, et donne auparavant des filets aux capsules sus-rénales et aux artères capsulaires.

Sympathies des reins.

Si les reins sont enflammés, beaucoup d'organes souffrent, mais surtout l'estomac; c'est de lui que vient la cause; alors surviennent souvent des nausées, des vomissements, qui, très réitérés, augmentent l'inflammation de l'estomac.

Combien de sympathies, dont l'estomac est toujours le siége, se manifestent par un changement remarquable, lorsque d'autres organes sont enflammés? Dans les sécrétions urinaires : les passions, la frayeur, les émotions vives font couler, il est vrai, à l'instant même, et sans autres causes que ces secousses morales, des urines abondantes, inodores, limpides; mais cela n'est dû qu'à la réaction qui s'est manifestée sur le *plexus solaire*.

La sécrétion de l'urine est suspendue d'une manière plus ou moins complète pendant le cours des maladies aiguës; elle se fait d'une manière plus active au début et pendant la première période de plusieurs autres maladies, de l'hystérie, de l'hypocondrie, etc. Qu'importent tous ces désordres plus ou moins sympathiques avec l'appareil digestif, ils n'y ont pas moins puisé leurs causes. (Voir *Organes des reins*, page 28.)

Plexus pulmonaire.

C'est un entrelacement nerveux considérable, situé derrière les bronches et formé par de nombreuses ramifications du nerf vague (Voir *Nerf pneumo-gastrion ou vague*, page 117), et par des filets du ganglion cervical, en suivant les bronches jusqu'à leur terminaison.

Sympathies de l'appareil respiratoire (poumons).

Le poumon est souvent irrité sympathiquement pendant le cours des phlegmasies des autres organes, surtout dans la *gastro-entérite*; les malades toussent alors, et leur toux est, comme on dit, *stomacale*; beaucoup de pneumonies succèdent à d'autres inflammations ou les compliquent.

Voyons quelles sympathies leur sont propres ; lorsque les capillaires sanguins et les follicules muqueux du tissu pulmonaire sont enflammés, les malades se plaignent de malaise, d'anxiété, de douleurs de tête ; ils ont des nausées, des vomissements ; la contraction fébrile est vive. Plusieurs circonstances, l'âge, la constitution du sujet, l'intensité de la phlegmasie, multiplient et modifient les phénomènes sympathiques; et, suivant les cas, on voit se manifester les symptômes de l'irritation du cerveau, et surtout du *tube intestinal*, des phlegmasies de la peau, du tissu cellulaire ou du tissu des glandes. Lorsque la phlegmasie est double, c'est-à-dire lorsqu'elle affecte à la fois deux organes : le poumon et le foie, les sympathies ne sont pas celles que la pneumonie simple développe. S'il n'y a que catarrhe pulmonaire, la peau est chaude et moite ; elle est humide, souple, et les pommettes sont rouges, lorsque le parenchyme pulmonaire est enflammé. (Voir *Poumons*, page 35.)

Certaines pneumonies chroniques irritent sympathiquement les organes génitaux et excitent à l'exercice de l'acte vénérien (*plaisirs amoureux*). (Voir *Nymphomanie*, page 20.)

Beaucoup de sympathies marquent le progrès de la phthisie : ce sont les bâillements multipliés avec sensation de chaleur à la peau des mains et à la plante des pieds, des douleurs dans les articulations, la toux, la rougeur éclatante des joues et des lèvres, les sueurs colliquatives et abondantes, les diarrhées chroniques, la rougeur vive de la langue à sa racine, le gonflement œdémateux des extrémités (Voir *Phthisie*, page 37, et *Poumons*, page 35.)

Plexus cardiaque.

C'est un entrelacement nerveux qui constitue le centre de réunion des nerfs cardiaques. Il occupe la partie postérieure de la crosse de l'aorte (Voir page 45.) Il fournit des rameaux antérieurs qui se distribuent aux parois de l'aorte, des rameaux postérieurs qui se jettent dans le plexus pulmonaire, des rameaux inférieurs qui vont spécialement au cœur et forment les plexus coronaires antérieur et postérieur, ainsi appelés parce qu'ils accompagnent les artères du même nom.

Plexus coronaires.

On appelle ainsi, d'une part, deux plexus distingués en antérieur et postérieur, qui sont les divisions du plexus cardiaque, et qui se ramifient sur le cœur avec les artères du même nom ; d'une autre part, un plexus qui naît du plexus cœliaque et se ramifie le long de la petite courbure de l'estomac avec l'artère coronaire stomachique.

Sympathies de l'appareil circulatoire (cœur, vaisseaux sanguins).

Les sympathies du cœur sont fort communes : les passions, la douleur, les maladies, les développent avec une grande facilité.

Ces phénomènes sont de deux ordres ; tantôt les mouvements du cœur sont accélérés, tantôt son activité est suspendue d'une manière plus ou moins complète. Immédiatement après le repas, cet organe, stimulé par sympathie, précipite ses mouvements, et les battements du pouls deviennent plus fréquents et plus forts. Des causes extrêmement légères produisent la *lipothymie* et la *syncope* chez les individus dont la susceptibilité nerveuse est grande, et le même phénomène est souvent l'effet d'une impression d'un air vif sur la peau, d'une détonation forte et subite, du contact de certaines substances avec les téguments ou les membranes muqueuses, de la *faim* portée à un haut degré d'intensité, de la suppression des évacuations habituelles, ou de la rétention des fluides qui doivent être excrétés, d'un exercice violent.

Lipothymie : manque d'âme, de courage ; perte subite et instantanée de sentiment et du mouvement, la respiration et la circulation continuant encore ; au lieu que dans la *syncope*, ces deux dernières fonctions sont aussi suspendues.

Toute passion vive peut suspendre momentanément l'action du cœur : tel est l'effet que produisent souvent la *joie*, la *colère*, la *terreur*, un *amour violent* et *concentré*.

Nous avons dit ailleurs combien la douleur physique était

une cause commune de lipothymie ; nous avons rappelé les étroites connexions sympathiques qui unissent le cœur au *cerveau*, aux *poumons* et surtout aux *organes digestifs*, et prouvé, par des faits, qu'aucun d'eux ne peut être gravement malade sans que les autres ne reçoivent bientôt l'influence sympathique du désordre qu'il éprouve. (Voir *Lipothymie*, page 159.)

Lorsque le cœur et le péricarde sont enflammés, le rhythme naturel du pouls a changé, il est petit, irrégulier. D'autres sympathies sont l'effet de la même maladie. Il y a toux, dyspnée, anxiété extrême ; la peau est terne et enduite d'une matière grasse, les *lipothymies* sont fréquentes, le cerveau est fortement affecté, les malades sont en proie à une grande tristesse, leurs rêves sont affreux. Toutes les phlegmasies intenses des organes internes excitent sympathiquement, à divers degrés, l'action du cœur, et altèrent la régularité du pouls. Eh ! que sont les différentes espèces de pouls dans les maladies, sinon des phénomènes sympathiques ! Rappelons quelques-uns des changements qu'il éprouve alors. Si une membrane muqueuse est enflammée, le pouls est vif, fréquent ; il est petit, serré, très fréquent dans la *péritonite*, grand et large dans la *néphrite*, plein et large dans l'*hépatite* et la *néphrite*; grand, raide, plutôt lent que fréquent lorsque le cerveau est le siége de la phlegmasie ; accéléré, large, plein pendant le cours des phlegmasies cutanées. Lorsqu'un organe est vivement irrité, la fièvre survient, et cette réaction est le résultat de l'irritation réunie du cœur et des membranes muqueuses, surtout gastrique (*tube digestif*). Le *cœur* est bien plus souvent le siége que le point de départ de sympathies pathologiques. On le conçoit facilement : il ressent vivement les maladies aiguës de tous les autres organes, et les maladies qui lui sont propres sont peu nombreuses.

Il est des sympathies qui sont particulières aux vaisseaux sanguins : Barthez a fait observer que ces vaisseaux, comme les nerfs, réunissent les deux ordres de rapports que l'on a reconnu exister généralement entre des organes éminemment sympathiques, celui d'une connexion très forte, puisqu'ils sont liés en systèmes particuliers, et celui de la similarité de leur structure et de leurs fonctions. Bichat a vu dans deux ou trois cas des mouvements convulsifs produits par l'injection d'un fluide très irritant dans les artères. Les sympathies particulières aux veines sont fort peu connues ; on a vu l'introduction de substances âcres dans les vaisseaux produire des convulsions subites dans différents muscles.

Une irritation affecte un organe ; elle est ressentie dans le système vivant tout entier, mais plus vivement 1° à la région abdominale (*plexus solaire*); 2° au cœur par les vaisseaux sanguins, et ensuite à tous les organes placés à une distance plus ou moins grande de celui qui a reçu l'impression : voilà l'exercice de la sympathie. Il y a donc simultanéité d'affection entre des viscères, entre des tissus éloignés et d'organisation analogue ou différente ; une irritation part d'un point et se manifeste fortement sur un autre, sans affecter les parties intermédiaires ; la question n'est pas difficile à résoudre, pourquoi cette irritation se répète sur tel ou tel tissu plutôt que sur tel autre, en épargnant les organes qui les séparent? puisque toute sensibilité de similarité s'irradie vers un seul et unique foyer (*plexus solaire*). Or, si toutes sensations partent de ce foyer, il est évident que réciproquement tous les points de l'économie ne peuvent être touchés, irrités, affectés, sans qu'ils réagissent vers le plexus solaire

11

comme le sang vers le cœur. Voilà, encore une fois, l'exercice des sympathies!

Qui de nous maintenant ignore que la plus petite douleur continue dérange imperturbablement les *fonctions digestives* et le sommeil, et, par conséquent, produit tous les désordres dans l'économie? Qui n'a pas été affecté de ces phénomènes au moins une fois en sa vie? Qui donc nierait les vérités que nous exposons dans ce *Traité médical et physiologique?*

Plexus choroïdes.

Ce sont des replis de la *dure-mère* intérieure, au nombre de deux, situés chacun dans un des ventricules latéraux du cerveau. Ils règnent tout le long des bords de la voûte à trois piliers et des corps frangés: vers l'endroit où les ventricules se contournent en devant, ils se contournent aussi suivant le trajet des corps frangés, et ne se terminent qu'à l'extrémité de ces cavités où ils communiquent avec la pie-mère extérieure.

Sympathies du cerveau et du cervelet.

Le cerveau et le cervelet ne sont pas le siége et le point de départ des sympathies dans l'état de santé et dans l'état de maladie, mais ce sont les nerfs (*plexus*) et les organes des sens.

Les songes sont évidemment le résultat d'impressions conservées par la mémoire d'un ou plusieurs sens, et que l'imagination peut compliquer, quelquefois même réaliser dans les rêves voluptueux, ce qui prouve combien les organes de la génération ont une sympathie remarquable avec les organes des sens. Nous l'avons dit ailleurs, nous n'y reviendrons pas; seulement nous ferons remarquer encore une fois que le centre de la puissance nerveuse (*plexus solaire*), en relation intime avec les viscères par les nerfs trisplanchniques (*grand sympathique*) et avec les objets extérieurs par les nerfs des organes des sens et rachidiens, est souvent le siége et le point de départ d'irradiations sympathiques. C'est une sensation, un souvenir des organes des sens, et non un phénomène sympathique, que la douleur qu'un homme qui a subi l'amputation d'un membre croit éprouver dans la jambe ou le pied dont il a été privé.

Les organes des sens sont le siége de sympathies, comme nous l'avons démontré en les passant en revue, et dont le point de départ peut être ailleurs dans un grand nombre de circonstances. Combien les irradiations des membranes muqueuses du tube intestinal sont des sympathies de la céphalalgie.

C'est un phénomène que l'on observe souvent avant ou pendant les accès de la *goutte*, de l'*hystérie*, de l'hypocondrie, avant, pendant et après l'invasion de l'embarras gastrique, du *typhus*, de la *pourriture d'hôpital*, de la *syphilis*, du *scorbut* et de beaucoup d'autres maladies par irritation. La menstruation est quelquefois précédée d'une céphalalgie évidente. Le cerveau n'est donc souffrant que par sympathies des autres organes, surtout du tube intestinal; ses membranes deviennent si douloureuses qu'il survient des phénomènes en grand nombre; la vue, l'ouïe, l'odorat, perdent une grande partie de leur énergie ou acquièrent une susceptibilité extraordinaire; des spasmes, des mouvements convulsifs, les soubresauts des tendons, des paralysies partielles, la flexion de la tête en arrière, le tremblement des lèvres, un

état de stupeur profonde, un délire furieux ou taciturne, révèlent l'existence d'une irritation sympathique des nerfs des
organes des *sens* et rachidiens portée à un haut degré. La
cause de ces dérangements dépend des fonctions des organes
des *sens*, comme nous l'avons démontré page 165, *Inflammation des membranes muqueuses du tube intestinal.*

Sympathies des organes des sens avec les gestes.

Toutes les sensations internes et externes aboutissent aux
nerfs des sens; ce sont eux qui reçoivent toutes les impressions qui affectent les organes; ils remplissent, comme on
sait, d'importantes fonctions dans l'économie animale; ils
exercent une grande influence sur toutes les parties du système vivant, mais principalement sur quelques-uns, surtout
sur les membres supérieurs chez l'homme, et lui font impri-
mer des mouvements qu'on appelle *gestes.*

Ce genre de sympathies des sens, des yeux surtout, forme avec les mains, chez le muet, une vraie conception sympathique, et chez l'homme éloquent un auxiliaire de langage
qui persuade, fascine, magnétise en quelque sorte l'auditoire
qui lui donne raison. (Voir page 118, *Sens du toucher.*)

Il faut entendre par *gestes*, les mouvements des bras, de la tête,
du corps entier, qui s'éloignent ou s'approchent d'un objet; toutes les attitudes que nous prenons, suivant les impressions que
nous ressentons, et, de plus, les divers mouvements de la face qui
concourent principalement à la physionomie. « C'est dans ceux-
ci, et principalement dans les mouvements des yeux, que consiste, ajoute Condillac, l'élégance du langage des gestes, de sorte
que l'on peut dire des sympathies dont le visage est le théâtre,
qu'elles finissent réellement un tableau que les attitudes n'ont fait
que dégrossir, et qu'elles expriment les passions avec toutes les

modifications dont elles sont susceptibles. » Rappelons-nous, enfin, ce que le célèbre *Fabius* disait : « Sans le geste des mains. l'action est faible et sans âme ; toutes les autres parties du corps aident l'orateur, mais les mains paraissent avoir un second langage : n'est-ce pas avec les mains que nous demandons, nous promettons, nous appelons, nous pardonnons, nous menaçons, nous marquons l'horreur et la crainte, nous interrogeons et nous refusons ? Nos mains servent à indiquer la joie, la tristesse, le doute, l'aveu et le repentir ; elles indiquent la manière, l'abondance, le nombre, le temps. » (Voir *Sens du toucher*, p. 118.)

Les gestes, en effet, commandés principalement par les nerfs des sens de la tête qui jouissent des premières expressions du sentiment donné à l'homme par la nature, furent la langue primitive de l'univers au berceau ; et l'on peut encore les considérer comme une sorte de langue sympathique commune à toutes les nations.

Qu'on remarque, en effet, que l'homme impressionné par les causes, tant internes qu'extérieures, de ses sensations sympathiques, sent, perçoit, complète son entendement, et qu'enfin, après des déterminations instinctives ou raisonnées, il trouve en lui des moyens nécessaires d'*action* et d'*impression,* d'où naissent, comme on sait : 1° la locomotion, ou le mode de mouvement volontaire qui a pour effet mécanique de sentir un corps et de le mouvoir dans un but déterminé par nos besoins ; 2° la manifestation de ce que l'homme pense et de ce qu'il sent, c'est-à-dire les moyens d'exprimer ou de faire connaître, par certains phénomènes sensibles, son état moral et intellectuel : or, cette expression, si importante pour l'homme en particulier, qui forme la plus belle partie de son existence et qui est produite par la nécessité dans laquelle il est d'attirer sur lui l'attention de ses semblables, de les intéresser à son sort, de les associer à ses sentiments et de se les attacher; n'est-ce pas là une vraie sympathie? cette expression, disons-nous, consiste essentiellement dans la production des deux ordres de phénomènes apparents, unis dans leur but ou leur fin, mais qui, très distincts par leur mode, leurs organes et celui des sens sur lequel chacun d'eux est destiné à agir, forment à ces différents titres deux fonctions spéciales. La première est la phonation ou la production du son vocal et de la parole qui s'ensuit, et qui, du ressort de l'ouïe, constitue notre langage articulé; c'est la seule qui, comme nous venons de le dire, ait été admise jusqu'ici; l'autre est pour nous le *geste*, et tous les mouvements de la physionomie qui forment cet autre langage sympathique tacite et muet de l'âme, qui ne s'adresse qu'à la vue, et qu'on nomme assez communément langage d'action, lequel n'exige, en effet, que l'association avec les *gestes* des mouvements articulés et on ne peut plus sympathiques.

Sympathies du siége des gestes ou des parties qui servent particulièrement aux facultés intellectuelles.

La face doit le grand rôle qu'elle joue, comme moyen d'expressions intellectuelles et affectives, à l'extrême mobilité qu'elle tient de la réunion d'un grand nombre de parties qui s'y trouvent rassemblées, ainsi que de son organisation spéciale, telles que nous les avons décrites, p. 69 et 110.

C'est la face que Cicéron nommait, comme on sait, le *langage tacite* et *muet de l'âme*; c'est elle qui dévoilait l'a-

venir aux *Sibylles*, les passions à Erasistrate, et les maladies
à Hippocrate.

A ce tableau du visage, considéré comme réceptacle du
mouvement qui constitue la physionomie, on peut encore
ajouter, avec le célèbre Buffon, que lorsque l'âme est agi-
tée, la face humaine devient un tableau vivant, où les passions sont rendues avec autant de délicatesse que d'énergie,
où chaque mouvement de l'âme est exprimé par un trait,
chaque acte par un caractère dont l'expression vive et
prompte devance la volonté et rend au dehors, par des signes pathétiques, les images de nos sincères agitations, ou,
pour mieux dire, toute la force, l'énergie, la puissance de
nos facultés intellectuelles.

C'est principalement dans l'observation des mouvements
du visage, et dans l'attention qu'on accorde aux traits permanents plus ou moins prononcés que donne à cette partie l'habitude ou la fréquente répétition de chacun de ses
divers mouvements particuliers, que consiste l'art du phy-
sionomiste.

Celui-là lit, comme on sait, notre pensée actuelle, c'est-à-
dire dans nos facultés intellectuelles, et, par conséquent, il
découvre en même temps le fond de notre caractère. Remarquons encore, pour le dire en passant, que ce moyen
d'apprécier le caractère moral de l'homme, est, sans qu'on
s'en doute, la conséquence d'une fine perception des facultés intellectuelles ? cette perception, il est vrai, n'est l'apa-
nage que d'un petit nombre d'observateurs, et c'est elle qui
a fait l'objet spécial des méditations de Lavater...

Le système de Lavater ne peut être comparé aux idées extra-
vagantes et accréditées des phrénologues, système non-seulement

matériel parce qu'il a pour base des facultés les *circonvolutions*
ou *éminences cérébrales,* mais faux et déraisonnable en ce que les
facultés intellectuelles ne sont pas des organes et ne peuvent sortir d'un seul organe, non plus que les *sons* de la mélodie sont les
instruments, mais l'ensemble de ce qui compose l'instrument mis
en jeu par l'exécutant, qui lui communique le sentiment mélo-
dieux; et si quelques instruments peuvent jouer des airs au moyen
d'un mécanisme sans le secours des facultés des sens de l'homme,
on peut dire que ce sont des instruments sans âme qui ne flatte-
ront jamais l'oreille d'un musicien. Or, plus un instrument exige
l'application des organes des sens de l'homme et plus l'instrument
exprime de sentiments. De même, plus l'homme aura appris à se
servir de ses *sens,* et plus il aura acquis un haut degré de facultés
intellectuelles.

Maintenant, nous allons entrer dans quelques
détails sur ce qu'on entend par maladies chirurgicales ou pathologie externe.

L'incertitude des limites qui séparent la pathologie externe
de la pathologie interne, nous a livrés pendant long-temps à
des réflexions qui ont assurément servi à confirmer que cette
séparation manque d'exactitude, d'autant mieux que les maladies dont la cause en apparence est externe, existe à l'intérieur ; et c'est aussi ridicule de vouloir distinguer la pathologie interne (*maladies internes*) de la pathologie externe
(*maladies externes*), qu'il le serait de distinguer les maladies
qui affectent les parties droites du corps de celles de sa partie gauche.

Considérera-t-on comme affection chirurgicale, toute maladie, quel qu'en soit le siége, que le chirurgien croit devoir
guérir par l'opération de la main? A ce titre, elles le seraient toutes; puisque l'apoplexie, une fièvre inflammatoire

très aiguë, toute phlegmasie des viscères, etc., sont guéries par les saignées, qui est le principal remède pour les hommes de la vieille école. Eh bien! existe-t il des affections qu'on doive regarder comme essentiellement chirurgicales? une fracture, par exemple, le chirurgien se bornera-t-il à l'opération de la main, ne prescrira-t-il pas certaines précautions de régime, l'emploi de médicaments pour favoriser la consolidation et pour faire servir à la guérison toutes les ressources de la thérapeutique?

Mais peut-être objectera-t-on qu'il est des distinctions entre les maladies locales et les maladies générales, et on ne sera pas plus heureux à le prouver en raison des lois sympathiques qui unissent les organes les plus éloignés.

Mais, au résumé, toute maladie est locale à son origine; elle commence par un organe ou dans un système d'organes, et s'étend de là à tous les autres, avec d'autant plus de facilité que l'organe primitivement lésé, remplissant un rôle plus important, tous les autres organes entretiennent avec lui un commerce plus intime et lui sont liés par des relations plus étroites et plus nécessaires.

Il n'est donc pas, à proprement parler, de maladies chirurgicales; il n'existe que des moyens chirurgicaux et des chirurgiens!

Les moyens chirurgicaux et la pharmacie naquirent évidemment avec la médecine. A coup sûr, il n'y eut que l'ignorance qui voulut les séparer.

La chirurgie, dans l'acception du mot, veut dire opération qui guérit les maladies externes; mais, comme le traitement chirurgical n'est borné qu'à des procédés manuels et non médicaux, il ne peut, par cela même, que soulager, quelquefois aggraver le mal, jamais le guérir.

Si la chirurgie a semblé faire d'aussi rapides progrès, cela ne tient qu'à l'impuissance de l'art médical. On n'est malheureusement que trop dans l'habitude de tout considérer matériellement et de se laisser entraîner dans beaucoup d'erreurs.

L'homme pense et devrait raisonner juste ; mais une triste expérience nous apprend que l'erreur lui est encore plus familière que la vérité.

Dans tous les temps et dans tous les pays, l'homme a preféré embrasser des chimères, en être le jouet à sa honte, les cultiver, les chérir, les adorer !

Une science de la plus haute importance réclame le concours des hommes qui ne rêvent pas aux chimères ; cette science, connue depuis des siècles, porte le nom de médecine, qui veut dire guérir ; science sacrée, que tant d'hommes profanent au lieu de l'exercer religieusement.

Si la médecine eût fait des progrès, la chirurgie serait évidemment restée stationnaire, ou du moins resserrée dans ses étroites limites.

Si l'art de guérir eût été fondé sur des bases solides, les grands philosophes de tous les temps ne l'auraient pas regardé comme un art mensonger fondé uniquement sous l'empire de la crédulité et de la faiblesse humaines, et si maintenant encore les grands esprits la nient, la révoquent fortement en doute, cela n'est dû qu'au vice de son langage, aux théories vagues, aux caractères non philosophiques des livres et des méthodes d'enseignement. Le talent du chirurgien doit plutôt consister à annuler l'opération qu'à la bien faire. L'influence d'une opération peut réagir sur les systèmes de la circulation, de la respiration et de l'innervation, amener des changements profonds que le chirurgien ne peut saisir, et occasionner une maladie universelle et la mort. Aussi, désormais ce n'est que

vers l'amélioration de la pathologie et de la vraie thérapeutique que les chirurgiens doivent spécialement diriger leurs
efforts : et c'est ce que nous prétendons démontrer dans
l'exposé de notre ouvrage qui est sous presse.

Maintenant, nous allons entrer dans quelques
considérations sur ce qu'on appelle maladies en
général, ensuite parler de quelques maladies chroniques en particulier.

De quelques considérations sur les maladies.

Tout ce qui est opposé au bien, à la santé du corps, porte
le nom de maladie; souvent ce mot, dans le langage médical,
est employé et on lui attribue différentes valeurs, comme
quand on dit mal de tête, mal aux dents, au ventre ; d'autres
fois, il n'exprime qu'un certain malaise, un sentiment qui
n'est point douleur, mais toujours un état contre nature,
qu'il est plus facile de sentir que d'énoncer : c'est le cas le
plus ordinaire qui se rencontre chez le plus grand nombre
de personnes, et qui, sans qu'elles puissent se dire malades,
sont toute leur vie dans un état de faiblesse qui les prédispose
aux maladies sans désordres apparents. La haute importance
des fonctions qui sont confiées à l'estomac (V. p. 10, 132 et 187),
l'action directe des *aliments*, des *boissons*, des *médicaments*,
des *poisons* et autres agents mécaniques, chimiques et spéciaux auxquels il est immédiatement exposé, dont il reçoit la
première impression, et qu'il est chargé d'élaborer, de mo-
difier ou de repousser; les rapports sympathiques aussi étroits
que multipliés, qui le lient d'une manière plus ou moins intime à toutes les parties du corps, et en vertu desquels
il porte vivement les souffrances qu'elles éprouvent et leur

communique ses affections ; enfin, l'influence toute-puissante qu'il reçoit de nos sensations, de nos affections morales et de nos passions, telles sont les sources du grand nombre et de la fréquence des maux auxquels cet organe expose l'espèce humaine.

Toutefois le vulgaire, peu accoutumé à mettre de la précision dans son langage, et nécessairement étranger aux connaissances anatomiques, désigne pour l'ordinaire, sous le nom vague de mal d'estomac, une foule de douleurs et d'affections diverses qui sont entièrement étrangères à ce viscère.

Beaucoup de malades, par exemple, donnent ce titre au mal qu'ils éprouvent dans une partie quelconque de l'abdomen; d'autres comprennent sous la même dénomination les douleurs de différentes parties de la poitrine, et plus particulièrement celles de la région sternale. Chaque jour on entend certaines femmes se plaindre du mal d'estomac, lorsqu'elles souffrent réellement des mamelles, et nous voyons sans cesse dans les hôpitaux, des malheureux, plongés dans l'ignorance et abrutis par l'avilissement et la misère auxquels ils sont condamnés par nos institutions barbares, appeler de ce nom banal toutes les souffrances.

Mais, disons-le en passant, si une grande partie de nos Esculapes restent dans l'inaction, sont marchandés et fixés pour leurs consultations réduites à trente ou quarante sous, si nos malades fourmillent dans les hôpitaux, ce n'est pas faute de trouver partout des hommes de l'art; mais il y a peu de vrais médecins !

Parmi cette grande quantité de maux qui ont réellement leur siége dans le principal organe de la digestion, ceux qui ont été reconnus par les pathologistes et qui ont dans tous les pays fixé l'attention des vrais médecins, peuvent se rapporter aux six titres suivants :

1° Les uns sont relatifs à l'altération de l'appétit ou du sentiment de la faim qui préside à la digestion ;

2° Les autres tiennent aux vices particuliers de l'action

même de l'estomac sur les aliments pendant la digestion stomacale ;

3° Quelques-unes paraissent résulter de la lésion de la sensibilité de l'estomac ;

4° Plusieurs semblent principalement dépendre de l'altération de la contractibilité de l'estomac ou des vices de sécrétions ;

5° Dans ce cinquième rang se placent les maux d'estomac, qui sont occasionnés par l'ingestion et la présence, dans ce viscère, de différentes substances solides ou liquides en trop grande quantité, indigestes ou non nutritives ;

6° Enfin, il y a des maux d'estomac qui sont dus à l'inflammation de ce viscère et aux altérations organiques qui en sont la suite.

Sans entrer, à ce sujet, dans des détails que les bornes de ce Traité ne comportent pas, livrons-nous rapidement à quelques considérations gastriques secondaires ou sympathiques.

On sait que l'estomac souffre secondairement, et, à son tour, ses fonctions sont plus ou moins altérées dans presque toutes les affections du cerveau, telles que céphalites, la commotion cérébrale, l'apoplexie, l'hydrocéphale aiguë, etc.

Le même phénomène se manifeste aussi, comme nous l'avons démontré page 15, dans l'hypocondrie, l'hystérie et autres lésions du système nerveux de la vie organique ; et si l'estomac et les intestins, par leur mauvaise élaboration, ont donné lieu aux désordres de un ou plusieurs organes, on sait aussi ce que l'estomac éprouve sympathiquement dans pres-

que toutes les phlegmasies parenchymateuses des viscères, et
particulièrement dans la *pneumonie*, l'*hépatite*, la *cardite*, la
néphrite, etc. (Voir pages 31, 40 et 59.)

Il s'observe également un grand désordre dans le tube intestinal, dans les cas de phlegmasies des membranes séreuses, telles que *pleurésie* et *péritonite ;* dans celles des membranes muqueuses, et plus particulièrement dans le *catarrhe
pulmonaire*, l'*angine*, etc., quelquefois aussi dans les inflammations des systèmes musculaire, fibreux et synovial, comme
le prouve l'histoire du *rhumatisme*, la *goutte*, etc., maladies
que nous allons décrire.

Du rhumatisme.

C'est une affection considérée par les modernes comme une
phlegmasie, qui a le plus ordinairement son siége dans les
tissus musculaires et fibreux de la vie animale, et dont les
caractères principaux sont 1° de causer des douleurs plus
ou moins vives, continues ou intermittentes, fixes ou vagues, accompagnées ou non de chaleur, de gonflement, de
rougeur et d'un état fébrile ; 2° de se terminer ordinairement par résolution, quelquefois par délitescence suivie ou
non de métastase, rarement par suppuration, plus rarement
encore par gangrène ; 3° enfin, de présenter une grande mobilité et une extrême tendance à la récidive.

Les deux sexes peuvent être atteints de *rhumatisme*. Si la
femme, par son organisation plus faible que celle de l'homme,
est moins sujette à cette maladie, elle s'en trouve néanmoins
fréquemment atteinte par suite du dérangement ou de la suppression des évacuations qui lui sont particulières, et surtout
du flux menstruel. On observe, en général, que les femmes en

sont surtout affectées de quarante à cinquante ans, c'est-à-dire depuis l'époque où l'écoulement périodique devient souvent irrégulier, jusqu'à celle où il se supprime tout-à-fait.

Une condition trop peu observée dans la production du *rhumatisme*, soit par le froid, l'humidité, la constitution, etc., nous démontre que la partie affectée doit toujours y être prédisposée par les mauvaises élaborations des digestions ; car la partie seule frappée de rhumatisme entre plusieurs autres qui se trouvent également exposées à l'action agissante, prouve cette prédisposition, et si quelquefois le rhumatisme se porte sur plusieurs, c'est en se déplaçant, et c'est ce qui caractérise alors le rhumatisme ambulant.

Il est généralement reconnu que le rhumatisme, surtout si on le compare à la goutte, n'est point une maladie héréditaire ; cependant on ne peut guère se refuser à admettre, d'après plusieurs analogies, qu'un individu né de parents habituellement affectés de rhumatismes, sera plus exposé à ce genre de maladies que dans le cas contraire.

Broussais explique la formation du rhumatisme par l'irradiation sympathique provenant des voies gastriques dans un état d'irritation ou de quelques désordres non apparents. D'après cette doctrine, l'appareil locomoteur peut à son tour influencer ces mêmes voies gastriques et y développer un état inflammatoire.

Si nous avions à indiquer les hypothèses plus ou moins bizarres, plus ou moins erronées, qui ont été émises sur la cause du rhumatisme, nous n'en finirions pas ; chaque auteur a émis des causes à sa façon, sauf celle provenant des mauvaises digestions.

Enfin, on appelle *rhumatisme* toutes les douleurs qui se manifestent soit dans les articulations, soit dans la continuité des membres, et que n'accompagnent pas les autres caractères de l'inflammation; souvent même on donne ce nom à des douleurs viscérales vagues et indéterminées. Mais la majeure partie de ces *rhumatismes* ne sont que des névralgies, et il n'y a guère de rhumatismes incontestables que ceux qui ont leur siége dans les articulations.

Le *rhumatisme articulaire*, appelé *arthrite* rhumatismale, est une inflammation du système fibro-séreux des articulations, compliquée d'une altération particulière du sang.

Le *rhumatisme articulaire aigu* est souvent précédé de symptômes généraux, tels que malaise et une fièvre plus ou moins vive. Au bout de vingt-quatre ou quarante-huit heures, une ou plusieurs articulations deviennent douloureuses et se tuméfient, il s'y développe de la chaleur et une teinte rosée ; quelquefois ces symptômes généraux et locaux sévissent avec une excessive violence, d'autres fois ils sont beaucoup plus modérés, ou bien il y a simple gonflement, douleur, rougeur et chaleur de l'articulation. La durée de cette affection varie depuis quelques jours jusqu'à deux ou trois mois. Souvent elle se porte, comme nous l'avons dit, d'une articulation à une autre, et, en général, les douleurs sont plus vives dans l'articulation qui commence à être entreprise que dans celle qui l'est déjà depuis quelque temps. Le plus ordinairement la maladie, à l'état aigu, se termine par résolution et sans laisser de traces; quelquefois, cependant, il se fait autour des articulations des dépôts d'une matière gélatineuse dont il est difficile d'obtenir la résorption.

Le *rhumatisme articulaire chronique* succède à l'état aigu ou débute sous cette forme. Les articulations sont douloureuses, comme empâtées, les mouvements deviennent difficiles et très bornés, les rougeurs locales sont peu intenses, le gonflement articulaire est ordinairement très lent; il y a rarement un mouvement fébrile, mais seulement perte de l'appétit et quelquefois privation du sommeil; les membres maigrissent, s'atrophient et restent dans un état de demi-flexion ou de contraction. Quelquefois la maladie présente des intermissions presque complètes, mais reparaît ensuite soit spontanément, soit sous l'influence d'une impression de froid. La maladie parcourt successivement presque toutes les articulations, surtout les grandes, et partout se forment, à la longue, des dépôts de matière gélatino-albumineuse (*rhumatisme articulaire proprement dit*) ou des concrétions tophacées (*rhumatisme goutteux*). Cette dernière espèce de rhumatisme, le rhumatisme goutteux, est souvent très difficile à distinguer de la goutte proprement dite, et n'est sans doute qu'une complication des deux affections.

De la goutte.

Affection qui, regardée primitivement comme catarrhale, a reçu le nom de *goutte*, parce qu'on pensait qu'elle était causée par le dépôt d'une goutte de quelques humeurs âcres sur les surfaces articulaires.

La *goutte* est une phlegmasie des parties fibreuses et ligamenteuses des articulations, aussi est-elle appelée souvent *arthrite*; néanmoins, ce dernier nom est ordinairement réservé pour les inflammations articulaires survenues à la suite de coups ou de blessures.

Cette maladie débute presque toujours par une douleur vive aux gros orteils, particulièrement la nuit. De là elle se porte sur les petites articulations, après avoir donné lieu à divers accidents sympathiques qui ont surtout rapport aux

12

organes digestifs : c'est particulier, la cause est venue d'un chyle mal élaboré par le mauvais état des digestions, et le mal de la goutte réagit sur l'estomac ! tous les organes affectés réagissent sympathiquement sur le tube intestinal, ce qui augmente le foyer, qui devient alors très intense, en prédisposant d'une manière remarquable à ce genre d'affection. Ce n'est que par suite qu'elle se fixe sur les grandes articulations. C'est une affection extrêmement mobile et variable dans ses retours. Elle se montre rarement avant l'âge de trente-cinq ans. Elle est quelquefois, comme nous l'avons dit, très difficile à distinguer des diverses espèces de rhumatismes.

Il n'est point de maladie qui affecte autant de parties différentes de l'économie. Il n'est système, viscères ni cavité où elle ne puisse se porter ; mais c'est souvent vers les articulations qu'elle produit ses désordres. On distingue ordinairement la goutte en goutte sanguine inflammatoire, qu'on appelle goutte chaude, en goutte inflammatoire saline ou érysipélateuse et bilieuse, et en goutte pituiteuse, muqueuse, pâteuse, glaireuse et inerte, qu'on appelle goutte froide. On dit qu'elle est remontée lorsqu'elle abandonne brusquement les articulations pour s'emparer de l'estomac, des intestins, des poumons, du cerveau. On a aussi donné à la goutte différents autres noms, suivant les parties où elle établit son siége ; on appelle *podagre* celle qui affecte le pied, *gonagre* celle qui attaque le genou, *chiragre* celle qui s'empare des mains.

La goutte, soit aiguë, soit chronique, lorsqu'elle a longtemps affecté une articulation, donne naissance à des concrétions tophacées essentiellement formées d'urate de soude ; il en résulte des nodosités, et la goutte prend alors le nom de goutte nouée.

Elle semble n'être quelquefois qu'une vapeur et faire circuler des vents dans toute l'économie ; d'autres fois, c'est une vapeur ignée, une moufette brûlante qui va porter rapidement une foudre, une lame de feu dans quelques parties de l'économie. Il semble même que cette maladie s'accroisse et se multiplie en raison des progrès de la civilisation.

Il était donc bien important de trouver le moyen d'atténuer rapidement, sans le secours des émissions sanguines, les paroxysmes de cette maladie : il était réservé à notre siècle d'indiquer les causes premières de ce *désordre* et les moyens d'y remédier.

Ainsi, comme on le voit, toutes les maladies puisent à la même source leur cause, toujours dans l'élaboration plus ou moins imparfaite des mauvaises digestions. Nous venons de parler de deux affections redoutables et fréquentes, nous allons nous entretenir d'autres ; ainsi, par exemple, l'affection consécutive ou sympathique de l'estomac, est bien plus marquée encore dans les exanthèmes aigus, tels que la *rougeole*, la *scarlatine*, le *pemphigus*, la *variole*, l'*érysipèle*, etc. Elle survient souvent dans le furoncle, le panaris et autres phlegmasies du tissu cellulaire et cutané, telles que *dartres*, gale, etc.

Des dartres (Herpès).

Le mot *dartre* est un terme générique par lequel on désignait, il y a quelques années, beaucoup de maladies de la peau très différentes les unes des autres, que l'on considérait comme formant un genre de phlegmasies cutanées ; enfin, on en a distingué sept espèces : 1° *dartre furfuracée*, consistant en de légères exfoliations de l'épiderme ressemblant aux pellicules du son ; 2° *dartre squammeuse*, exfoliations de l'épiderme qui forme des écailles plus légères que dans l'espèce précédente ; 3° *dartre crustacée*, croûtes jaunes, grises, blanchâtres ou verdâtres, de différentes formes ; 4° *dartre rongeante*, boutons pustuleux ou ulcères rongeants qui fournissent un pus ichoreux et fétide, qui n'attaquent pas seulement la peau, mais qui corrodent aussi les muscles et les cartilages et s'étendent quelquefois jusqu'aux os ; 5° *dartre pustuleuse*, pustules plus ou moins volumineuses et rapprochées, se desséchant en écailles qui tombent et sont remplacées par des taches rougeâtres ; 6° *dartres phlycténoïdes*, phlycténoïdes ou vésicules produites par le soulèvement de l'épiderme, remplies par une sérosité ichoreuse, laissant, après leur dessiccation, des écailles rougeâtres analogues à celles qui suivent la terminaison de l'érysipèle ; 7° *dartre érythémateuse*, élevures rouges et enflammées produites par le gonflement du tissu cutané et se terminant par des exfoliations de l'épiderme analogues à celles de l'érythème.

Les dartres paraissent aussi se manifester ou s'accroître par le renouvellement des saisons ; mais remarquons que ceci n'est qu'un effet qui agit plus ou moins sur les causes prédisposantes. Car, si les saisons du printemps et de l'automne se montrent salutaires pour les personnes saines, elles se montrent funestes pour les cacochymes, et réveillent, en quelque sorte, des venins assopis.

On trouve journellement dans les aliments et les boissons une cause bien active de la propagation des *dartres* dans l'espèce humaine. C'est une observation commune de voir des dartreux éprouver des démangeaisons plus vives lorsqu'ils ont mangé quelque nourriture échauffante ou indigeste. Qui est-ce qui ignore que les viandes gâtées, qui souvent appartiennent à des animaux morts de quelques maladies, la charcuterie et tout ce qui est indigeste, peu propre à aider, faciliter, fournir un chyle convenablement élaboré par les organes digestifs, soit une des causes principales du vice dartreux? Dans les pays, en effet, où l'industrie n'apporte aucune perfection dans la préparation des substances alibiles, les nourritures salées, poivrées ou fumées, provoquent la dégénérescence des humeurs et donnent naissance aux affections herpétiques. Qui ne sait également que l'abus des liqueurs spiritueuses et fermentées altère les sucs nourriciers, trouble non-seulement les fonctions digestives, mais les fonctions des vaisseaux exhalants, et livre le système dermoïde aux démangeaisons les plus déchirantes?

Les peuples chez lesquels il y a le plus d'arts sédentaires, sont aussi ceux chez lesquels il y a le plus de maladies cutanées. On se trompe souvent, lorsqu'on attribue un caractère contagieux aux dartres, parce que toutes les personnes qui en sont atteintes prétendent les avoir contractées.

Par un amour-propre qui est inné, aucun individu ne veut qu'une maladie regardée comme honteuse soit inhérente à sa propre économie. Les malades recherchent alors avec un soin scrupuleux les différentes circonstances dans lesquelles ils ont pu se trouver avec des personnes atteintes de semblables éruptions, et ils leur attribuent toujours ce qui ne vient que d'eux-mêmes; et c'est tellement vrai, que tous les jours nous soumettons des malades à notre traitement qui agit sur les organes digestifs et guérit en quelques mois, tandis qu'ils avaient usé sans résultat de toutes les préparations inventées par la cupidité et publiées dans les journaux par un grand nombre de pharmaciens.

Il en est de même pour la *gale.*

De la gale (Scabies).

Nous entendons par ce mot une affection cutanée consistant en vésicules plus ou moins multipliées, dures à leur base, contenant à leur sommet une sérosité d'abord limpide, puis purulente, et occasionnant une démangeaison qui augmente vers le soir et surtout pendant la nuit par la chaleur du lit. La gale affecte de préférence l'intervalle des doigts, les poings, le dos de la main, les coudes, la face interne des membres supérieurs et inférieurs, les aisselles, les jarrets, les aines.

Elle est le plus ordinairement contractée par la contagion; mais elle peut être spontanée, et elle est alors occasionnée par la négligence, la malpropreté, et souvent par une mauvaise alimentation.

On en distingue deux variétés qui ne diffèrent que par le volume des pustules : l'une est la grosse *gale* (*scabies crassa*), l'autre est la miliaire ou canine (*scabies canina*); celle-ci se nomme aussi *gale sèche*, parce qu'elle ne suppure pas, et *gale prurigineuse* ou *gratelle*, parce qu'elle cause un prurit plus vif que l'autre variété.

Il est maintenant certain et reconnu par les pathologistes mêmes qui, précédemment, se refusaient, avant Galès, à en admettre l'existence, que, sinon constamment, au moins dans beaucoup de cas, on peut facilement trouver l'*acarus* lorsque la gale est encore récente, et que ce n'est pas dans la vésicule qu'il faut le chercher, mais bien dans un sillon qui en part et que cet insecte trace sous l'épiderme.

La gale est loin d'avoir, comme maladie, l'importance que quelques auteurs lui ont attribuée : elle guérit facilement par notre médication sans laisser à sa suite aucune trace.

Revenons à nos organes digestifs pour continuer à parler d'autres affections susceptibles d'affecter divers organes.

Tout le monde connaît l'influence prodigieuse que certains états des organes génitaux exercent sur l'estomac *et vice versâ* (Voir *Sympathies des organes génitaux*, page 150.) même dans la plus parfaite santé. C'est ainsi que l'utérus, excité par la présence du produit de la conception, provoque les maux d'estomac auxquels tant de femmes sont en proie pendant la grossesse. C'est encore par une raison semblable, que les excitations voluptueuses de ces organes, trop souvent répétées, comme cela arrive aux individus de l'un et de l'autre sexe qui sont adonnés à l'onanisme et à la masturbation ou qui se livrent avec excès aux plaisirs de l'amour, occasionnent si souvent le même effet ; mais une maladie surtout qui influe d'une manière particulière sur le tube digestif, c'est la maladie vénérienne,

De la syphilis.

Cette maladie est appelée aussi vérole (mal de Naples, mal français, etc.) ; quelques-uns la font venir, comme on le voit, de plusieurs pays, même d'Amérique ; selon toute apparence, elle est aussi ancienne que le monde. Ces parties sont sujettes aux maladies comme toutes les autres, et nous pouvons assurer que de nombreuses personnes prédisposées aux maladies des parties génitales, sont souvent traitées par des médecins qui ne savent pas faire la différence entre une maladie vénérienne et une maladie qui, en apparence, paraît grave et n'est que le résultat des sympathies avec l'appareil digestif qui est en mauvais état. Qu'on juge, d'après ceci, du résultat, si on fait suivre le même traitement.

La *syphilis* est une affection multiforme et complexe, ou plutôt un groupe d'affections très diverses procédant toutes d'une cause première, et l'action d'un virus qui se transmet d'un individu infecté à un individu sain, par contact immédiat, et surtout par le coït, quelquefois aussi par inoculation ou simplement par son application sur la peau dénudée ou sur une membrane muqueuse.

Les phénomènes divers de la maladie vénérienne se développent ordinairement dans l'ordre suivant : la *blennorrhagie*, les *chancres*, les *bubons*, les *excroissances*, les *végétations;* puis les diverses formes de *syphilides*, dans lesquelles sont comprises les ulcérations du voile du *palais*, des *orteils*, de *l'anus*, des organes *sexuels*, *l'ozène syphilitique*, etc.; enfin, les douleurs *ostéocopes*, les *périostoses*, et les *exostoses*.

De ces symptômes, les uns sont primitifs, c'est-à-dire qu'ils résultent immédiatement de l'action du virus vénérien sur les parties où on les observe ; les autres sont consécutifs, c'est-à-dire qu'ils proviennent d'une infection de tous les organes, surtout du tube intestinal, qui la rend continuelle quand ces derniers organes sont une fois affectés.

Bien des gens ont du mal sans symptômes apparents, surtout ceux qui ont usé du mercure. Le charme puissant qui attire avec une force étonnante et invisible un sexe surtout vers l'autre, est un ministre redoutable des fureurs de cette maladie ; la source de la vie devient aux libertins la source d'une mort humiliante et cruelle.

Mais, disons-le franchement, de toutes les maladies qui assiégent l'humanité, il n'en est peut-être point dont la connaissance intéresse plus la majeure partie des hommes que la *syphilis*. Cette affection, en effet, est presque généralement répandue et peut déterminer dans l'économie les ravages les plus affreux; des difformités de toutes sortes, de nombreuses maladies chroniques et incurables, une progéniture chétive, et même la mort n'en sont que trop souvent le funeste résultat. Doit-on s'étonner de la fréquence de la *syphilis* quand on réfléchit que le libertinage est porté à son comble, et combien sont nombreux les moyens, fort innocents d'ailleurs, par lesquels cette maladie peut être contractée? Sa marche est très variable, ainsi que sa durée, qui est illimitée quand on abandonne la maladie à elle-même.

Le mercure, que l'on est dans la malheureuse habitude d'administrer sous un grand nombre de formes diverses, ne fait pas moins de mal que la maladie elle-même, ce qui veut dire que ce sont à notre avis de fort mauvaises préparations, et ce qui ne nous laisse aucun doute de les voir, d'ici à quelques années, proscrites à jamais des formules médicales, ainsi qu'un grand nombre d'autres préparations toutes plus ou moins nuisibles les unes que les autres.

REMARQUE

Sur les moyens de combattre les maladies du tube intestinal et toutes celles qui en dépendent.

Nous ne parlerons point ici des moyens propres à combattre les différentes espèces de maux d'estomac: on consultera avec avantage, sur cet objet, les articles de l'ouvrage sus énoncé, qui traitent de chacune de ces affections.

Remarquons, toutefois, que si le grand nombre de spécifiques proposés et accrédités contre une maladie, est un indice certain du peu de succès qu'on a obtenu contre elle et de l'importance des moyens qu'on lui oppose, nul doute que le mal d'estomac ne soit, de toutes les maladies de l'espèce humaine, celle dont le traitement a été jusqu'à ce jour le plus infructueux, et dans laquelle on a le plus souvent et le plus complètement échoué.

Pour s'en convaincre, il suffit de jeter les yeux sur cette immense quantité de prétendus stomachiques dont regorgent nos pharmacopées et nos formulaires, de voir cette innombrable multitude de *poudres*, de *pilules*, d'*extraits*, de *grains*, de *bols*, de *pastilles*, de *trochiques*, de *tablettes*, de *sirops*, de *vins*, d'*elixirs*, de *teintures*, et autres médicaments mous, solides et liquides, etc., etc., qui, imperturbablement préconisés comme spécifiques des maux d'estomac, s'accumulent depuis des siècles dans nos officines, encombrent les boutiques des apothicaires, et, au grand scandale de la raison, malgré les progrès des sciences physiques et médicales et au mépris de toutes les lois conservatrices de la vie des hommes, sont devenus, dans presque toutes les parties du monde, l'objet d'un commerce lucratif autant que honteux.

Toutefois, malgré les éloges mensongers et intéressés que la cupidité et l'ignorance ne cessent de prodiguer à ces drogues dégoûtantes et pernicieuses, les maux d'estomac se multiplient de plus en plus, s'aggravent de la manière la plus déplorable, et semblent s'éterniser parmi nous.

Et comment pourrait-il en arriver autrement? Les principes de la plupart des affections gastriques, ne reposent en général que sur des erreurs, c'est-à-dire sur des idées fausses qui règnent dans les écoles, et qui existent encore plus dans la plupart des esprits, sur la doctrine de la force et de la faiblesse.

L'étude de la physiologie pathologique, peu répandue de nos jours, et d'ailleurs presque en tous lieux hérissée d'obstacles insurmontables, n'avait pu, jusqu'à ces derniers temps, jeter aucune lumière sur la nature de ces affections; de sorte que, pour avoir établi, d'après de fausses apparences, qu'elles avaient pour cause un état de faiblesse qui n'en est tout au plus que le résultat, on a conclu très faussement qu'il fallait prescrire des médicaments stimulants, exclusivement décorés du titre pompeux de stomachiques. Or, comme ces substances ne sont propres qu'à exalter la sensibilité de l'estomac, à l'irriter, à l'enflammer, il est bien évident qu'elles ne peuvent qu'augmenter et aggraver les maux dont il est le siége, puisque presque toujours ils sont dus à une irritation quelconque ou un véritable état phlegmasique.

Il serait donc bien important de renoncer à tous les moyens incendiaires, qui abusent l'aveugle crédulité des malades, dupes de la prétendue toute-puissance des spécifiques vantés dans les pharmacies aussi coquettes que brillantes par leurs lampions de couleurs, qui remplacent aujourd'hui la grosse caisse des charlatans jadis en voiture dans les rues; maintenant, on vend d'affreuses drogues dans des magasins splendides, où tout brille comme chez les confiseurs et les grands cafés de la capitale, surtout à la devanture, où l'on a soin d'arranger de nombreuses forfanteries faisant parade avec l'élégant store sur lequel se trouvent divers attributs et inscriptions plus ou moins frivoles, plus ou moins ridicules, et que nous pensons bien faire disparaître sous peu de temps, afin de relever cet art médical qui a semblé s'enfouir avec Hippocrate!

Mais comment parvenir à cet heureux résultat, lorsqu'on réfléchit que le premier besoin de l'homme souffrant est d'être soulagé ; que, généralement plongé dans les ténèbres de l'ignorance ou dans le labyrinthe des fausses doctrines et des préjugés, et totalement aveuglé, par conséquent, sur ses plus chers intérêts, il est toujours disposé à admettre, avec une déplorable crédulité qui semble être un des plus funestes attributs de l'espèce humaine, tout ce que le premier imposteur lui présente avec audace comme moyen de guérir ; comme si, dans tous les états de santé et de maladie, et depuis la naissance jusqu'à la mort, nous étions destinés à être la proie des empiriques et des charlatans de toute espèce !

Si, aux yeux de quelques esprits droits, ces considérations peuvent tendre à diminuer la haute importance qu'on attache aux préparations mercurielles et autres plus ou moins nuisibles que nous ferons disparaître des bocaux de ces élégantes pharmacies, si, disons-nous, les réduisant tout au plus à cinquante substances médicales, nous réformons la médecine et que cet art soit un jour exercé par des hommes de premier ordre, alors seulement les médecins rendront de grands services aux nations, en acquérant, par leurs bienfaits, des droits éternels à la reconnaissance humaine.

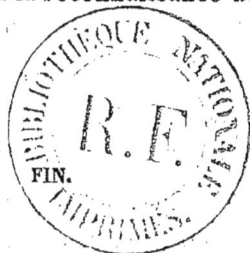

FIN.

TABLE DES MATIÈRES.

Avis important sur la découverte des facultés intellectuelles. 1
Préface. 3
Histoire. 5
Avertissement. 6
Considérations générales sur les fonctions digestives dans l'état normal. . . . 8
Appareil de la vie de nutrition. 8
De la bouche. 9
Du pharynx. 9
De l'œsophage. 9
De l'estomac. 10
Premier temps de la digestion. 11
Deuxième temps de la digestion. 11
De l'intestin grêle. 12
Troisième temps de la digestion. 12
Considérations générales sur la cause des maladies. . . 13
De la gastrite (gastro-entérite). 14
De la dysenterie (colite intense). 17
Hémorrhoïdes. 17
Vers intestinaux. 19
Vers ascarides lombricoïdes (vers lombrics). 19
Ascarides vermiculaires (oxyures). 20
Nymphomanie. — Tricocéphales (trichiures). . . . 20
Tœnia (ver solitaire). . . . 20
Organes auxiliaires de la digestion; de leurs fonctions, de leurs sécrétions et de leurs maladies. . . . 21
Du foie, de ses fonctions et de ses sécrétions; de la bile indispensable aux bonnes digestions. 22
Du pancréas et de ses fonctions. 22
Observations sur les désordres des fonctions du foie et du pancréas qui peuvent survenir par les mauvaises digestions. 23
Des maladies du foie. . . . 23
Hydatides, dégénérescence graisseuse, calculs biliaires, jaunisse, etc. . . . 24
De l'inflammation du foie (hépatite). 24
Des maladies de la rate. . . 25
Des fonctions de la rate. . . 26
Du siége de la fièvre. 26
Inflammation de la rate (splénite). 27
Des reins; appareil sécréteur de l'urine. 28
Des urétères. 29
De la perspiration (transpiration). 29
De l'inflammation des reins (néphrite). 31
Appareil respiratoire de la poitrine (thorax). 33
Du diaphragme. 33
Des organes de la respiration. 33
Des poumons. 34
De la trachée-artère; des plèvres. 34

Des fonctions du poumon;
de l'air. 35
De l'inspiration (respiration). 35
De l'expiration (respiration). 36
Observations sur certains
phénomènes. 36
Maladies de l'appareil respi-
ratoire (poumon).— Phthi-
sie pulmonaire. 37
Pneumonie, dite fluxion de
poitrine. 40
Appareil circulatoire. — Du
cœur. 42
Du péricarde. 43
De l'artère pulmonaire. . . . 43
Des artères. 44
Des veines pulmonaires et
des veines. 44
De l'artère aorte. 45
Appareil de la circulation.
Grande circulation ou cir-
culation générale. 45
Du canal thoracique. 47
Du sang, de ses variétés . . 48
Différences ou variétés du
sang. 50
Sang artériel. 50
Sang veineux. 50
Différences du sang dans les
différentes parties du corps 50
Observations sur le système
de Galilée. 52
Proportion du sang chez
l'homme, la femme et l'en-
fant. 53
Appauvrissement du sang
(anémie). 55
L'hystérie et épilepsie. . . . 56
Pâles couleurs (chlorose). . . 57
Des maladies de l'appareil
circulatoire. 59
Ce qu'on entend par pro-
dromes, symptômes. . . . 61
Physiologie. 65
De la tête. 66
Observations. 66
Du crâne. 67
Observations. 67
De la face. 69
Observations. 70
Appareil nerveux du cer-

veau. 72
Appareil du fluide nerveux,
du sentiment et du mou-
vement (cerveau). 73
Du corps calleux. 74
Ventricules du cerveau. . . 74
Fonctions du cerveau. . . 75
Observations. 76
Du cervelet. 77
Tente du cervelet. 78
Fonctions du cervelet. . . . 78
Physiologie du cerveau et du
cervelet. 79
De la moelle épinière. . . . 83
Fonctions de la moelle épi-
nière. 84
Du système nerveux en gé-
néral. — Des nerfs. . . . 84
Appareil nerveux conduc-
teur du mouvement et du
sentiment. 87
Du fluide nerveux. 88
Observations — Influence et
action du fluide nerveux
sur tous les organes en
général. 89
Des nerfs encéphaliques, nerfs
crâniens, nerfs des sens. 91
Nerfs olfactifs 93
Sympathies du nez, des nerfs
olfactifs et de la mem-
brane pituitaire. 94
Des nerfs optiques, — mo-
teur oculaire commun, —
pathétique. 96
Nerf moteur oculaire externe 97
Observations. 97
Fonctions de l'organe sensi-
tif de l'œil. 99
Sympathies des organes du
sens de la vue. 100
Nerf facial (trijumeaux). . . 101
Observations. 102
Nerf glosso-pharyngien. . . 103
Nerf hypoglosse. 103
Observations. 103
Fonctions de la langue. . . 104
Sympathies de la parole, de
la voix. 106
Nerf facial. 108
Fonctions des nerfs qui se

distribuent aux muscles de la face. 108
Observations. 109
Nerf acoustique. 112
Observations.. 112
Fonctions de l'oreille et de l'organe sensitif de l'audition. 114
Sympathies de l'audition. . . 115
Nerf pneumo-gastrique. . . 117
Sens du toucher. — Deuxième plexus cervical. . . . 118
Observations. 118
Fonctions du toucher. . . . 119
Sympathies du toucher (tact). 120
Des nerfs vertébraux. . . . 121
Des nerfs de la vie organique, grand sympathique. . . . 123
Des ganglions. 124
Du plexus solaire et des plexus ; ses usages. . . . 125
Sympathies du nerf trisplanchnique ou grand sympathique. 125
Observations. 126
Du plexus cœliaque. 130
Plexus sous-diaphragmatique. 130
Plexus mésentérique. 131
Sympathie du tube intestinal. 131
Plexus lombaire. 140
Plexus sacré ou sciatique. . 140
Plexus hypogastrique. . . . 141
Plexus spermatique. 141
Des organes de la génération. 141
Appareil génital chez l'homme. 142
De la prostate. 142
Du testicule. 142
Des vésicules séminales. . . 143
Du sperme. 143
Appareil génital de la femme. 144
De l'utérus. 144
Des trompes. 145
Des ovaires. 145
Fonctions des organes génitaux. 145

Grossesse ou gestation. . . 146
De l'œuf humain. 147
De l'accroissement du fœtus. 148
Accouchement. 148
Sympathies des organes génitaux et de l'utérus. . . 150
Observations. 153
Plexus hépatique. 154
Sympathies du foie. 154
Plexus rénal.. 155
Sympathies des reins. . . . 156
Plexus pulmonaire. 156
Sympathies de l'appareil respiratoire (poumon). . . . 157
Plexus cardiaque. 158
Plexus coronaire. 158
Sympathies de l'appareil circulatoire (cœur, vaisseaux sanguins). 159
Lipothymie. 159
Syncope. 159
Plexus choroïdes.. 162
Sympathies du cerveau et du cervelet. 162
Sympathies des organes des sens avec les gestes. . . . 164
Sympathies du siége des gestes ou des parties qui servent particulièrement aux facultés intellectuelles. . . 166
Quelques détails sur ce qu'on entend par maladies chirurgicales ou pathologie externe. 168
De quelques considérations sur les maladies. 171
Quelques considérations gastrites secondaires ou sympathiques. 173
Du rhumatisme. 174
De la goutte. 177
Des dartres (herpès). 179
De la gale (scabies).. 182
De la syphilis. 183
Remarque sur les moyens de combattre les maladies du tube intestinal et de toutes celles qui en dépendent.. 185

IMP. H. SIMON DAUTREVILLE ET Cᵉ, RUE Nᵉ-DES-BONS-ENFANTS, 3.

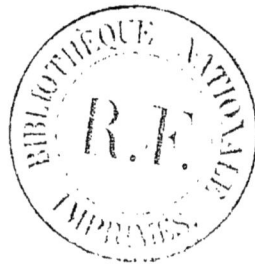

www.ingramcontent.com/pod-product-compliance
Lightning Source LLC
Chambersburg PA
CBHW060542210326
41519CB00014B/3309